透析ケアの素朴なギモンを解決BOOK❶

透析ナースの
？(ハテメ)がわかる！
検査値Q&A50

東京医科大学腎臓内科学分野主任教授／
東京医科大学病院副院長　**菅野義彦** 編

MCメディカ出版

編集にあたって

　透析患者を担当するのはむずかしいといわれます。地球ができて以来、すべての動物は尿が出なくなると死んでしまうのがあたりまえで、すべての医学はこれを前提に成立していました。しかし、50年ほど前から尿が出ないのに死なない人間が現れました（透析患者のことです）。みなさんが学んだ生理学をはじめとする医学、すなわち体のしくみや外部への反応などに関する知識や経験が通用しないのです。検査の正常値もほかの患者とは違いますし、検査をする条件も違います。これまで医療者として経験を積んでいれば積んでいるほど、それがじゃまをするかもしれません。この本では、そんな透析患者を管理するときに出てくる素朴な疑問、聞かれた方も答えにくいほどあたりまえのことについて解説しています。そのため、本を書き慣れている大学のスタッフではなくて、現場でみなさんの先輩に同じようなことを何度も教えてきた臨床の第一線にいる方々に執筆をお願いしました。文章を書き慣れていない方もいらしたので、そのぶんは私が少し整理しました。たくさんの患者を長い間見続けてきた人にしか書けないような内容になっていると思います。みなさんが迷わずに透析患者に向き合えるサポートになれば何よりです。

2019年5月

東京医科大学腎臓内科学分野主任教授／東京医科大学病院副院長　菅野義彦

Contents

編集にあたって ……………………………………………………………… 3
本シリーズ書籍で使用しているおもな略語一覧 …………………………… 8

第1章 身体計測・理学的検査のギモン

- **Q1** 透析条件を決めるのに必要な検査は何？ ……………………………… 12
- **Q2** 体重測定はなぜ必要なの？ ……………………………………………… 16
- **Q3** 体重測定の風袋って何？
  毎回同じ服で測定するって可能なの？ ………………………………… 19
- **Q4** 体重増加が中1日で3％、中2日で5％は
  本当に正しいの？ ………………………………………………………… 21
- **Q5** 透析患者のBMIは22が理想？ ………………………………………… 25
- **Q6** PWIって何？ ……………………………………………………………… 29
- **Q7** 透析患者の血圧の基準って非透析者と異なるの？ …………………… 31
- **Q8** 透析後、急激に血圧が上がる原因は何？ ……………………………… 35
- **Q9** 透析終了直前、急激に血圧が下がる原因は何？ ……………………… 38
- **Q10** 血圧が高いとドライウエイトを下げるのはなぜ？ …………………… 42
- **Q11** 胸部単純X線検査から何がわかるの？
  どのくらいの頻度で検査するの？ ……………………………………… 45
- **Q12** 心胸比（CTR）50％以上で
  ドライウエイトを設定している患者がいるのはなぜ？ ……………… 48
- **Q13** 腹水はドライウエイトの管理にどう影響するの？ …………………… 52

- Q14 体重が増えていないのに
心胸比（CTR）が大きくなっているのはなぜ？ ················ 56
- Q15 心電図検査から何がわかるの？
どのくらいの頻度で検査するの？ ·························· 60
- Q16 心エコー検査から何がわかるの？
どのくらいの頻度で検査するの？ ·························· 65
- Q17 透析患者に造影剤を使用する検査をしてはいけないの？ ······ 68
- Q18 足関節/上腕血圧比（ABI）から何がわかるの？
どのくらいの頻度で検査するの？ ·························· 73

第2章 血液生化学検査のギモン

- Q19 透析患者の採血は何のために行うの？
いつ、どのくらいの頻度で行うの？ ························ 80
- Q20 透析前だけでなく透析後に血液検査を行うのはなぜ？ ······· 83
- Q21 腹膜透析患者の血液検査はいつ、どのくらいの頻度で行うの？
基準値は血液透析患者と同じなの？ ························ 86
- Q22 透析患者の感染症の検査は
いつ、どのくらいの頻度で行うの？ ························ 89
- Q23 総蛋白、アルブミン値から何がわかるの？ ·················· 91
- Q24 クレアチニン検査から何がわかるの？ ······················ 95
- Q25 血中尿素窒素（BUN）濃度から何がわかるの？ ··············· 98
- Q26 TAC-BUN って何？ ······································ 101
- Q27 リンの検査から何がわかるの？
リン値が上がる原因は何？ ······························· 105

- Q28 食事以外の原因でカリウム値が上がることはあるの? ……… 109
- Q29 リン値とカルシウム値を一緒に考えるのはなぜ? ……… 112
- Q30 ナトリウム値と体重増加にはどのような関係があるの? ……… 117
- Q31 ナトリウム値が低値でも食塩制限は必要なの? ……… 122
- Q32 マグネシウム、亜鉛の検査から何がわかるの? ……… 126
- Q33 ヘモグロビン、ヘマトクリットの検査から何がわかるの? ……… 129
- Q34 トランスフェリン飽和度(TSAT)、血清フェリチン濃度から何がわかるの? ……… 132
- Q35 透析患者のLDL-C、Non-HDL-Cの目標値は非透析者と同じなの? ……… 136
- Q36 透析患者の肝機能の目標値は非透析者と同じなの? ……… 139
- Q37 ヒト心房性ナトリウム利尿ペプチド(hANP)/脳性ナトリウム利尿ペプチド(BNP)から何がわかるの? ……… 142
- Q38 CRPが急に高くなった場合は何が起こっているの? ……… 145
- Q39 標準化透析量(Kt/V)って何? ……… 147
- Q40 β_2ミクログロブリン値から何がわかるの? ……… 152
- Q41 nPCR、%CGRから何がわかるの?どう算出するの? ……… 154
- Q42 プロトロンビン時間(PT)、活性化部分トロンボプラスチン時間(APTT)から何がわかるの? ……… 157
- Q43 糖尿病患者の血糖はいつ測ればいいの? ……… 161
- Q44 糖尿病患者の血糖、グリコアルブミン、HbA1cはどうみるの? ……… 163

- **Q45** 副甲状腺ホルモン（PTH）が
  糖尿病患者で低くなるのはなぜ？ ……………………………… 166
- **Q46** クリアランスギャップ、クリアスペース率って何？ ……… 170

第3章 血液ガス分析のギモン

- **Q47** 血液ガス分析で何がわかるの？
  透析患者で血液ガス分析を行うときはどんなとき？ ……… 178
- **Q48** 透析患者が静脈血で血液ガス分析を行うことがあるのはなぜ？
  基準値は異なるの？ ……………………………………………… 182
- **Q49** 透析用留置カテーテルから直接とった血液で
  血液ガス分析を行っていいの？ ………………………………… 184
- **Q50** 血液中の重炭酸イオンは
  透析とどのような関係があるの？ ……………………………… 188

Column

1. 透析患者の内視鏡検査は透析日に行っていいの？ ……………… 78
2. 透析液ブドウ糖濃度は血糖値に影響するの？ ……………………… 175
3. 透析中に低血糖が起こる可能性はあるの？ ………………………… 176
4. 透析中に不整脈が出現したらどう対応するの？ …………………… 191

索引 ………………………………………………………………………… 193
編集・執筆者一覧 ………………………………………………………… 196
編者紹介 …………………………………………………………………… 198

本シリーズ書籍で使用しているおもな略語一覧

11β-HSD | 11β-hydroxysteroid dehydrogenase | 11β-ヒドロキシステロイドデヒドロゲナーゼ
3MGA | 3-monoglucuronyl-glycyrrhetinic acid | 3-モノグルクロニルグリチルレチン酸
%CGR | % creatinine generation rate | %クレアチニン産生速度
ACE | angiotensin-converting enzyme | アンジオテンシン変換酵素
ADL | activities of daily living | 日常生活動作
ALP | alkaline phosphatase | アルカリホスファターゼ
ALT | alanine aminotransferase | アラニンアミノトランスフェラーゼ
APTT | activated partial thromboplastin time | 活性化部分トロンボプラスチン時間
ARB | angiotensin Ⅱ receptor blocker | アンジオテンシンⅡ受容体拮抗薬
AST | aspartic aminotransferase | アスパラギン酸アミノトランスフェラーゼ
ATP | adenosine triphosphate | アデノシン三リン酸
BMI | body mass index | 体格指数
BUN | blood urea nitrogen | 血中尿素窒素
CART | cell-free and concentrated ascites reinfusion therapy | 腹水濾過濃縮再静注法
CGM | continuous glucose monitoring | 持続血糖測定
CKD | chronic kidney disease | 慢性腎臓病
CKD-MBD | CKD-mineral and bone disorder | 慢性腎臓病に伴う骨・ミネラル代謝異常
CT | computed tomography | コンピューター断層撮影
CTR | cardio-thoracic ratio | 心胸比
DIC | disseminated intravascular coagulation | 播種性血管内凝固症候群
DPP-4 | dipeptidyl peptidase-4 | ジペプチジルペプチダーゼ4
DW | dry weight | ドライウエイト
eGFR | estimated glomerular filtration rate | 推定糸球体濾過量
EMR | endoscopic mucosal resection | 内視鏡的粘膜切除術
ERCP | endoscopic retrograde cholangiopancreatography | 内視鏡的逆行性胆道膵管造影
ESA | erythropoiesis stimulating agent | 赤血球造血刺激因子製剤
ESD | endoscopic submucosal dissection | 内視鏡的粘膜下層剝離術
GA | glycyrrhetinic acid | グリチルレチン酸

GFR	glomerular filtration rate	糸球体濾過量
GL	glycyrrhizin	グリチルリチン
GLP-1	glucagon-like polypeptide-1	グルカゴン様ペプチド-1
hANP	human atrial natriuretic peptide	ヒト心房性ナトリウム利尿ペプチド
HD	hemodialysis	血液透析
HIT	heparin-induced thrombocytopenia	ヘパリン起因性血小板減少症
IDWG	interdialytic weight gain	透析間体重増加
MEOS	microsomal ethanol oxdizing system	小胞体エタノール酸化系
MRI	magnetic resonance imaging	核磁気共鳴画像法
OD	orally disintegrating (tablet)	口腔内崩壊（錠）
PD	peritoneal dialysis	腹膜透析
PT	prothrombin time	プロトロンビン時間
PTH	parathyroid hormone	副甲状腺ホルモン
PEW	protein energy wasting	たんぱく質・エネルギー消費（消耗）状態
QOL	quality of life	生活の質
SMBG	self-monitoring of blood glucose	血糖自己測定
TIBC	total iron binding capacity	総鉄結合能
TSAT	transferrin saturation	トランスフェリン飽和度
Vd	volume of distribution	分布容積

第1章

身体計測・理学的検査のギモン

透析条件を決めるのに必要な検査は何？

透析条件とは、①透析膜の選定、②血流量、③透析時間、④透析液流量を設定することです。透析量が十分かどうかの評価の指標は、①短期的指標：1回透析ごとの治療効率（透析量）と、②中長期的指標：栄養状態、心血管合併症や透析アミロイドーシス、QOL、生命予後の2つの時間軸で考えます。

透析条件の設定（表1）

　透析療法は失われた腎臓のはたらきを代行する方法です。わが国でいちばん多く行われている通院血液透析の標準的な週3回、1回4時間前後の透析を念頭において解説します。腎臓のはたらきのうち、おもに、①尿毒性物質の除去、②余分な水分と塩分の排出、③電解質の調節を透析治療で代行します。透析治療では、毎回の透析ごとに患者の症状や検査結果を確認しながら、①貯留している尿毒性物質の除去のため「透析条件」を決めること、②余分な水分と塩分除去のための「除水量」を決めることが必要となります。

　老廃物の除去が十分行われるように、透析1回ごとに透析条件を設定します。透析条件とは、①透析膜の選定、②血流量、③透析時間、④透析液流量を設定することです。実際には、維持透析期の患者個々に対して、透析条件は毎回変わるものではなく、症状や検査結果によって、必要な場合に変更することになります。さまざまな研究によって、十分な透析量を確保することが、合併症を防ぎ、生命予後を改善することがわかっています。透析量が十分かどうかの評価の指標は、①1回透析ごとの治療効率（透析量）を測る短

表1 ● 透析条件
透析膜
血流量
透析時間
透析液流量

表2 ● 透析条件を評価する検査項目
● 短期的指標（透析ごとの指標） 　透析量 Kt/V（1ヵ月に1回、目標1.2以上） 　　single-pool Kt/Urea（spKt/V）を用いる[2] 　透析前後の BUN、クレアチニン、尿酸、電解質 　除水量（体重、hANP 測定、心胸比） ● 中長期的指標 　栄養評価（BMI、PCR、%クレアチニン、アルブミン濃度、CRP など） 　β_2ミクログロブリン（3ヵ月に1回、目標30mg/dL 未満）

期的指標と、②栄養状態、心血管合併症や透析アミロイドーシス、QOL、生命予後にもかかわる中長期的指標の2つの時間軸で考えます。

短期的指標（表2）

　十分な透析量を確保しているかどうかを測る短期的指標は、尿毒性物質の代表として血中尿素窒素（BUN）を利用します。透析前後の BUN と透析時間、ドライウエイトから透析量を測る式 Kt/V が考案[1]されました。この値が大きいほど、死亡リスクが低下することがわかっています。日本透析医学会のガイドライン[2]では、Kt/V を月1回測定、1.6 を目標とし、少なくとも 1.2 以上であることを推奨しています。ただし、残存腎機能がある場合はこの限りではありません。Kt/V が低い場合は血流を上げる、透析時間の延長、透析膜の変更が必要です。また、短時間透析効率を過度に上げるよりは、透析時間を延長するほうが、死亡リスクが低下する可能性が示唆されています。

　そのほか、日常的に BUN、クレアチニン、尿酸、ナトリウム、クロール、カリウム、カルシウム、リンを透析前後に確認します。透析量が十分であれば透析後にはこれらの値はほぼ正常化しています。透析条件に加え、透析間の食事や薬剤の影響が大きい項目で、異常値については食事や薬剤処方の変更が必要です。

中長期的指標（表2）

1）栄養状態の評価

中長期的指標としては、栄養状態が合併症や死亡に関連するもっとも重要な予後予測因子です。その評価は自覚的栄養評価、身体計測と血液検査を総合して判断します。血液検査を利用する方法として蛋白異化率（PCR）や筋肉量を示す％クレアチニン産生速度、アルブミン濃度、総コレステロールなどがあげられます。また、透析患者のCRPの上昇は炎症状態を表し、栄養障害の原因の一つになるとされています[2]。

2）$β_2$ミクログロブリン

中分子尿毒性物質としての$β_2$ミクログロブリンは、透析アミロイドーシスの原因物質であるとともに、生命予後と関連するといわれています。透析前$β_2$ミクログロブリンが高いと死亡リスクが上昇するといわれています[2]が、Kt/Vに代表される小分子の透析量を単純に増やしても解決しません。$β_2$ミクログロブリン除去を増やすためには、高透過性膜の使用、血液濾過、透析時間の延長、頻回透析を行うなど、透析処方の見直しが必要です。$β_2$ミクログロブリンは3ヵ月に1回採血し、目標値は透析前30mg/dL未満、可能であれば25mg/dL未満を達成できるように治療することが推奨されています[2]。

除水量の設定に関連する検査項目

除水量についてはおもに透析ごとの体重測定と、1ヵ月に1回程度の胸部写真における心胸比の測定、ほかにhANP測定や心電図や心エコーによる評価が行われています。適正な細胞外液量、体重基準値の設定は他項を参照してください。

引用・参考文献

1) Gotch, FA. et al. A mechanistic analysis of the National Cooperative Dialysis Study (NCDS). Kidney Int. 28 (3), 1985, 526-34.

2) 日本透析医学会. 維持血液透析ガイドライン：血液透析処方. 日本透析医学会雑誌. 46（7）, 2013, 587-632.

JCHO 東京山手メディカルセンター腎臓内科部長　吉本宏　よしもと・ひろし

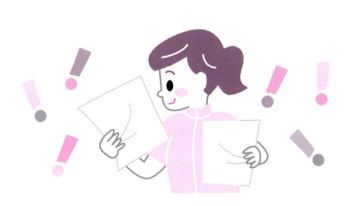

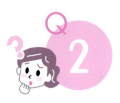

Q2 体重測定はなぜ必要なの？

　腎機能がなくなった透析患者では、尿として出ていくはずの水分が体内にたまります。たまった水分を除水する必要があるのですが、この除水量（ドライウエイトあるいは前回透析後体重からの増加分）を決めるのが透析前の体重測定です。透析後の体重測定では、計算どおりに除水できたかどうかがわかります。

ドライウエイトとは

　透析治療において正確な体重やその変化を把握することはたいへん重要であり、さらに重さは1kg単位ではなく、0.1kg単位と精度が求められます。腎臓は24時間はたらいて、尿として体内の余分な水分、電解質、老廃物を排出しています。その腎臓の機能がほぼなくなってしまっている患者の腎機能を代行するのが透析です。

　透析は標準的には週3回、1回4時間程度、間歇的に行います。すると、透析と透析の間には、本来尿として出ていくはずの水分が血管のなかや浮腫（むくみ）としてたまります。汗で出ていく水分はわずかですので、下痢や嘔吐がない限り、食事や飲水の分はほとんど貯留します。たまっている水分は純粋な水ではなく、細胞外液として貯留しているので、ナトリウム濃度は140mEq/Lくらいの濃度の生理食塩液に近いものです。

　透析と透析の間の中1日あるいは中2日にたまった水分を「ドライウエイト（DW）」まで除水することが必要です。DWとは、透析患者にとっての適正体重であり、余計な水分がたまっていない正味の体重、つまり筋肉、脂肪、

骨、内臓の総重量です。考えたこともないかもしれませんが、腎臓の機能が正常の人はいつも DW であるといえます。

透析と透析の間にたまった 1 〜 2 日分の食事や水の摂取分は、DW 以上の体重分となります。その余分な体重は透析で除水する量となり、これを決定するのに必要なのが、透析前の体重測定です。たとえば DW 50kg の人で、透析前の体重測定が 52kg であれば、2kg を約 4 時間で除水するので、1 時間あたり 500g（mL）の除水速度となります。透析後は計算どおりに除水できたかどうか、透析後の体重を測定します。

ドライウエイトの決定

じつは、DW を決定するのは簡単ではありません。直接的に過剰な水分を測定することができないからです。一般には過剰な水分が体内に残っていない状態として、透析後にむくみがなく、血圧が十分に下がっているが、透析中に過度の血圧低下がない状態で、長期的には血圧上昇や心血管合併症を起こしにくい体重を、総合的に症状や検査から決めることになります。気づかないうちに太ったり、痩せたりすると、DW は変わります。体液の過剰（むくみ）が原因のときは、1、2 日の短期間で体重が変動しますが、脂肪や筋肉の増減（太る、痩せる）はそれほど短期間には変動しません。

1）ドライウエイトを決めるための指標

DW の設定が適切であるかどうか、胸部写真を撮影して心胸比が適正か（男性 50％以下、女性 53％以下）、hANP 値や超音波による下大静脈径の測定などを総合して判断します。また、真の体重の増減は貧血やアルブミン、たんぱく質摂取量の指標の BUN、筋肉量の指標であるクレアチニンなどの栄養状態の指標も参考になります。

もし DW の設定が誤っていて、体液過剰のままであると、血圧上昇や、心臓の負荷が増して心不全を起こすことにつながります。また、逆に便秘や直前の食事の内容によっては消化管のなかの重量を含んだ状態を体液過剰と計算してしまい、除水量が多すぎて、透析中に血圧低下が生じることも考えら

れます。

2）透析前の体重の過度な増加

　透析前の体重の過度な増加は時間あたりの除水量が多くなり、透析中や透析後の血圧低下につながり、危険です。体重増加は食事や飲水の影響が大きいので、患者への指導が大切になります。ここで大切なことは、体内には純粋な水がたまっているのではなく、水分は食塩とともに移動するということを説明することです。体内浸透圧を正常に保つために、食塩を摂取すると口渇が起こり、水を摂取して浸透圧を正常化しようとします。これは生理的な反応なので、口渇は我慢できません。食塩を7～8g摂取すると1Lの飲水をしてしまうことになります。水分摂取だけを制限するのではなく、食塩を制限すると自然に水分制限になるということを理解してもらいましょう。

3）正確な体重測定

　体重を測定して異常な値であると思ったときは測定し直し、着衣や履物の変化がないか、便秘や直前の食事などを確認することが大切です。また、立って体重測定のできない患者は、車いすごと測定して車いすの重量を引いたり、患者をベッド上から動かすことができない場合は、吊り上げ式の体重計を用いて測定します。

JCHO東京山手メディカルセンター腎臓内科部長　吉本宏　よしもと・ひろし

Q3 体重測定の風袋って何？ 毎回同じ服で測定するって可能なの？

ズバリお答えします！

　風袋とは真の体重ではない重さ、つまり、着ている服や帽子、靴や上履き、手にもっているもの、ポケットに入っているもの、身に着けているコルセット、杖や車いすなどの重さです。血液透析では診察や処置のしやすさ、血液で汚れるなどの危険があるので、パジャマなどに着替えることが一般的です。また、ベッドに寝るので、靴のままではなく、スリッパを履く施設も多いです。

体重測定の注意と風袋（図）

　着替える前か後に、服（パジャマ）と履物（スリッパ）だけを体重計に載せて測定したものが風袋で、体重から風袋の重さを引けば、裸の体重が計算できます。下着分は軽いため無視します。また、立つことができずに、車いすごと体重計に乗るような場合は、患者が降りた後に車いすの重さだけを量り、総体重から引けば真の体重がわかります。患者ごとでよいのですが、だいたい同じような重さの服（パジャマ）を着たり、決まったスリッパを履いたりするようにすれば、毎回風袋を量る必要はありません。ただし、夏冬で着る服の重さが変わることが多く、季節の変わり目には注意が必要です。

　体重は大事な測定値なので、患者一人ではなく、かならずスタッフがついて量りましょう。

　また、旅行透析などで透析施設が変わる場合には、着衣や履物の重量も変わることが予想されるので、かならず風袋を除いて、裸の体重を記入するようにするべきです。

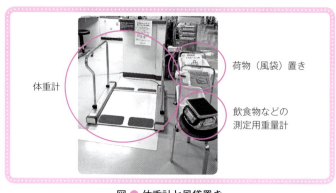

図 ● 体重計と風袋置き

　透析中に飲食する患者もいます。このような場合には、持参した食べものや飲みものの重さを前もって測定しておくことで、誤差の発生を予防します。

点滴やモニターライン装着時の注意

　入院患者は点滴をしていたり、心電図モニターなどを装着していることも少なくありません。このようなときには輸液バッグやルートが体重に加算されないように吊るしたり、ポケットに入れていることが多いモニター送信器を測定中のみ外したり、スタッフがもつなどの工夫が必要になります。

　風袋とはいえませんが、とくに整形外科領域で骨に人工物（人工骨頭など）を入れる手術をした場合には、人工物の重さをドライウエイトに足すことが必要となりますし、逆に下肢切断術を行った場合には切断した重量を引くことになります。このことは腫瘍や腫大した臓器を摘出した場合にもあてはまります。このため「前もって手術室に切断した臓器の重量測定を依頼しておく」ことも大切です。

JCHO 東京山手メディカルセンター腎臓内科部長　吉本宏　よしもと・ひろし

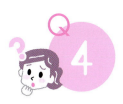

Q4 体重増加が中1日で3％、中2日で5％は本当に正しいの？

ズバリお答えします！

中1日でドライウエイトの3％以下、中2日で5％以下はあくまでも目安です。本来は体型によっても異なります。週末までにはドライウエイトまで引ききれる程度の増え幅に抑え、できれば透析ごとに積み残しなく、ドライウエイトまで引ききれる程度の透析間体重増加にとどめることが理想です。

適正な透析間体重増加とは

　現場で使われる適正な透析間体重増加（IDWG）は、中1日でドライウエイト（DW）の3％以下、中2日で5％以下といわれます（2013年のガイドラインでは中2日で6％未満[1]）。さて、それは本当に正しいのでしょうか？結論からいえば、あくまでも目安です。今のところ確固たる根拠はありませんし、だからといってこれからこれ以上の指標が出るかもわかりません。

　日本透析医学会統計調査委員会は、DWの2％以下と6％以上で予後不良であることを明らかにしました。体重増加の程度については、さまざまな観察研究はありますが、信頼できるエビデンスを提供できるような無作為化比較試験（RCT）はなく、わが国の成績を重視して、日本透析医学会のガイドラインでは、最大透析間隔日の体重増加をDWの6％未満にすることを推奨[1]しているのが現状です。

　おそらくこの5％という数字は、細胞外液である血漿量が体重の5％であること、あるいは浮腫が体重の5％の体液過剰で顕性化するといわれている[2]ことから最初に用いられたのではないかと推測されますが、ここで注意

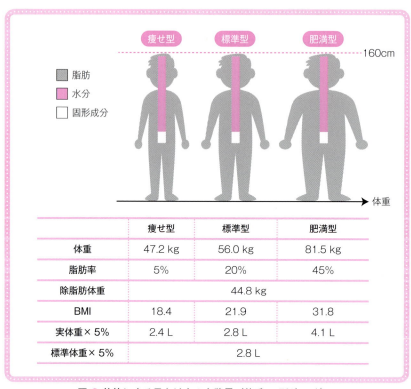

図 ● 体格による見かけ上の血漿量（体重×5％）の違い

しなければならないのは、体内において水分はおもに筋肉に含まれ、脂肪にはないということです（図）。体液量の割合は筋肉量や脂肪量によって変化しますが、IDWGの計算に用いられているDWにこれらは考慮されていません。

　たとえば身長160cm、DW 81.5kgの肥満型の場合、その5％は約4.0kgとなるわけですが、調整量も加えて4時間で除水は容易でしょうか？ おそらく透析時間の延長や積み残しとなっていませんか？ もし毎回そんなに引けているとしたら、IDWGがいつも多すぎて、本来、もっとDWを下げるべきところを下げられずに慢性心不全の状態になっていませんか？

透析間の体重増加＝食塩摂取量

　ここで透析患者の体重増加について、食塩摂取の面からもう一度考えてみましょう。透析患者の体液の状態は、食塩摂取量、飲水量、尿量、透析による除水量によって規定されています。ほぼ無尿の慢性透析患者における透析間の体重増加は、水分の増加であると同時に食塩の蓄積を意味します[1]。

　まず、透析の除水（限外濾過）において取り除かれるのは言葉のとおり真水ではなく、電解質は血漿成分と同様です。血清ナトリウム濃度をおよそ136mEq/Lとして食塩水に換算すると、食塩（NaCl）1g中のナトリウムは17mEqなので「136÷17≒8g/L」に相当します。すなわち、1Lの血漿成分（体液量＝体重）が除水されると、8gの食塩が体内から除去されることになります。このことからもわかるように、体重増加の多い患者では、まず食塩制限を徹底することが肝要です。私たち医療従事者は患者へ食塩制限を行わないで飲水制限をすすめることは慎しまなければなりません[1]。

　すなわち、1日6gの食塩制限が守られているとするならば、体重に関係なく中2日のIDWGは18÷8≒2.2kg、中1日は12÷8＝1.5kg程度になるはずなのです。これはまさに、DW 50kgの人にとってみれば、中2日で5％、中1日で3％になりますが、80kgの人にとってみれば中2日で約2.8％、中1日で約1.9％にすぎず、30kgの人にとってみると中2日で7.3％[1]、中1日で5％となってしまいます。

　このように慢性透析患者の減塩目標については、体重に関係なく一律に1日6g未満という制限には検討の余地があると考えられ、2014年日本透析医学会学術委員会ガイドライン作成小委員会栄養問題検討ワーキンググループより「透析患者は特殊な病態であるため、食塩摂取6g/日未満とするが、尿量、身体活動度、体格、栄養状態、IDWGを考慮して適宜調整する」とされ、今後はとくに体重あたりの摂取量を提唱できるようにデータを収集して議論を重ねるとともに関連学会にも検討をお願いしたい[3]とされており、いずれこれらは見直されることとなるでしょう。

いずれにせよ、IDWGでまず考えなければならないのは、週末までにはDWまで引ききれる程度の増え幅に抑えることであって、できれば透析ごとに積み残しなく、DWまで引ききれる程度のIDWGにとどめることが理想です。高齢者中心で糖尿病患者がその半数を占める日本の透析事情から考えると、心機能低下例も少なくないため、DWからIDWGの許容量を簡単に計算するのはむずかしいといえるでしょう。

増えが少ない患者にも注意すべき

また、体重増加の問題点ばかり述べてきましたが、近年、フレイルやサルコペニアなど、IDWGが少ないことが問題視されています。IDWGの少ない患者でも相対的に死亡リスクは増加しており、患者が体重増加を過度におそれるあまり食事を抜いたり減らしたりして、栄養摂取が不十分となることがないように留意する必要があります。日常診療において、増えが少ない患者にも十分注意していきましょう。

慢性透析患者に限らず、食事摂取量には個人的変動や季節変動があります。また、地方や家庭による習慣や嗜好も差が大きく、これらを画一的に管理するのは困難であるばかりでなく、患者のQOLにも大きな影響をおよぼす可能性があります[3]。慢性透析患者の食事摂取量でもっとも大切なことは透析量とバランスであり、近年、長時間透析など透析プログラムが多様化しているため、画一的食事基準を提示するだけでは不十分です。臨床現場では、透析量と食事摂取量、検査値を定期的に評価し、各職種が協力して各患者の生活にあわせたかたちで実行可能な指導を行っていきましょう[3]。

引用・参考文献

1) 日本透析医学会. 維持血液透析ガイドライン：血液透析処方. 日本透析医学会雑誌. 46 (7), 2013, 587-632.
2) 浅野泰. 透析患者の体液管理. 日本内科学会雑誌. 91, 2002, 224-8.
3) 日本透析医学会. 慢性透析患者の食事療法基準. 日本透析医学会雑誌. 47 (5), 2014, 287-91.

医療法人社団松和会十条腎クリニック院長 秋元寛正 あきもと・ひろまさ

透析患者のBMIは22が理想？

透析患者ではBMIが22より高いほど死亡率が下がることがわかっています。高齢者が多い透析患者では、BMIにこだわらず、患者の体調がよく、透析を安全に遂行でき、検査結果も良好な状態の体重を目標にするのが現実的です。

BMIとは

体格指数（BMI）は肥満の程度を表す尺度であり、体重（kg）を身長（m）の2乗で割った値で表します。身長はセンチメートル（cm）ではなくメートル（m）を用いるのに注意します。たとえば、身長160cm（1.6m）、体重50kgの場合は「BMI＝50÷1.6÷1.6≒19.5（kg/m^2）」となります。

日本ではBMIは22が理想とされています。その経緯は、30～59歳の日本人男女およそ5,000人の健康診断の結果を調べた研究で、BMI 22がもっとも異常値が少なかったことが明らかになったからです[1]。ほかにも、40～59歳の日本人男女およそ2万人ずつを10年間追跡し、BMIと総死亡率との関係を調べた研究では、BMIが23～24.9の人たちがもっとも死亡率が低かったことがわかっています[2]が、透析患者ではBMIが22より高いほど死亡率が下がるという報告があります（図）[3]。BMIが注目されるようになったのは、世界的に（とくに欧米で）肥満がさまざまな疾患の原因となることが明らかになったためです。表のように肥満はさまざまな疾患に関係します。

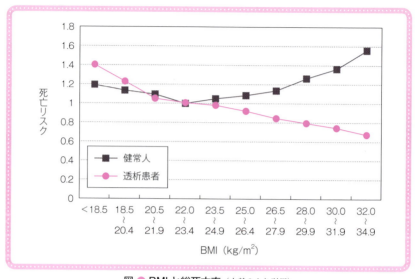

図 ● BMIと総死亡率（文献3より引用）

個人の年齢や病態に応じたBMI

　日本は超高齢社会を迎え、近年、高齢者の栄養不良が問題となってきています。とくに注目されているのが、サルコペニア、フレイルという病態です。サルコペニアは加齢に伴う骨格筋の量的・質的減少を意味します。一方のフレイルは、加齢に伴うさまざまな機能変化や予備能力低下によって健康障害に対する脆弱性が増加した状態で、フレイルの高齢者では日常生活機能障害、施設入所、転倒、入院をはじめとする健康障害を認めやすく、死亡割合も高くなることが知られています[4,5]。すなわち、高齢化するとBMIはむしろ低くなります。

　したがって、個人の年齢や病態に応じたBMIがあるといえます。ところが、BMIの計算式は世界共通ですが、肥満の判定基準は国により異なります。高齢となると加齢の影響で、変形性脊椎症により、背骨（脊椎）の間の軟骨がすり減ったり、背骨（脊椎）の圧迫骨折によって円背が生じると、身長は

表 ● 肥満が影響する健康障害

- 肥満症の診断基準に必須な健康障害
    - 耐糖能障害（2型糖尿病・耐糖能異常など）
    - 脂質異常症
    - 高血圧
    - 高尿酸血症（痛風）
    - 冠動脈疾患：心筋梗塞、狭心症
    - 脳梗塞：脳血栓症、一過性脳虚血発作（TIA）
    - 非アルコール性脂肪性肝疾患（NAFLD）
    - 月経異常、不妊
    - 閉塞性睡眠時無呼吸症候群（OSAS）、肥満低換気症候群
    - 運動器疾患：変形性関節症（膝・股関節）、変形性脊椎症、手指の変形性関節症
    - 肥満関連腎臓病
- 診断基準には含めないが、肥満に関連する健康障害
    - 悪性疾患：大腸がん、食道がん（腺がん）、子宮体がん、膵臓がん、腎臓がん、乳がん、肝臓がん
    - 良性疾患：胆石症、静脈血栓症、肺塞栓症、気管支喘息、皮膚疾患、男性不妊、胃食道逆流症、精神疾患
- 高度肥満症の注意すべき健康障害
    - 心不全
    - 呼吸不全
    - 静脈血栓
    - 閉塞性睡眠時無呼吸症候群（OSAS）
    - 肥満低換気症候群
    - 運動器疾患

短く測定されます。体重は一定でも、BMIは増加します。このように、同じ身長でも骨格が違うため、多様な肥満の病態を身長と体重の関係のみで算出することには必然的に限界があります。

透析患者のBMIは？

　BMIの定義自体にも一部の問題をはらんでいます。体型がまったく同じであっても、身長が大きくなれば、BMIはそれに比例して大きくなるからです。具体的にはBMIは大人では22くらいが正常ですが、3歳児では16くらいが正常になります。ですから、BMIは身長の低い人では数字が小さくなるの

で、肥満を過小評価することになりかねません。BMIには欠点がありますが、ほかに簡便な指標がないのも事実です。BMIにこだわらず、実際の臨床の場では、患者の20歳時の体重を目標の値とする考えもあり、それなりに普及しています。

しかし、透析患者にそのままあてはまるわけではありません。透析患者の大多数が高齢化している現状を踏まえると、BMIにこだわらず、患者の体調がよく、透析を安全に遂行でき、検査結果も良好な状態の体重を目標にするのが現実的といえます。

引用・参考文献

1) Tokunaga, K. et al. Ideal body weight estimated from the body mass index with the lowest morbidity. Int. J. Obes. 15 (1), 1991, 1-5.
2) Tsugane, S. et al. Under-and overweight impact on mortality among middle-aged Japanese men and women : a 10-y follow-up of JPHC study cohort I. Int. J. Obes. Relat. Metab. Disord. 26 (4), 2002, 529-37.
3) Kalantar-Zadeh, K. et al. Reverse epidemiology of cardiovascular risk factors in maintenance dialysis patients. Kidney Int. 63 (3), 2003, 793-808.
4) 荒井秀典. フレイルの意義. 日本老年医学会雑誌. 51 (6), 2014, 497-501.
5) 青木太郎ほか. サルコペニアとフレイルって何？どう違うの？ 透析ケア. 24 (12), 2018, 1078-9.

医療法人社団大坪会東都文京病院内科部長／副院長　齊藤博紀　さいとう・ひろき

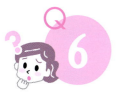

Q6 PWIって何？

ズバリお答えします！

　PWIとは血液濃縮率（plasma body weight index）のことで、除水により循環血漿量がどのくらい減少したかを表したものです。PWIは、現在のドライウエイトが適正かどうかを判断する材料の一つとなります。

血液濃縮率（PWI）の算出と至適範囲

　血液濃縮率（PWI）は、まず、透析前後の血液検査で総蛋白濃度（TP）を測定し、この総蛋白濃度の変化から循環血漿量変化率を求めます。その後、循環血漿量変化率を透析前後の体重変化率で割ることで、血液濃縮率が算出できます（図）。この循環血漿量変化率の計算方法は、透析により蛋白質の漏出は多少あるものの、透析後の総蛋白濃度（TP）変化に与える影響はきわめて低いことから、透析前後で蛋白質の量が変化しないことを前提としています。PWIの値は2～4程度が至適範囲と考えられています。

PWIとドライウエイト

　透析患者のなかには、1回の透析で多くの除水を行っても血圧が低下しないことがあります。これは、除水を行っても循環血漿量がある程度保たれているためであり、つまり血管外から血管内への水分移動（plasma refilling／プラズマ　リフィリング）が起こっていると考えられます。プラズマ・リフィリングが多いと血液が濃縮しないため、PWIは低値となります。PWIが2以下の場合は、さらに除水が可能であると考えられ、ドライウエイトを下げることを検討する必要があ

$$循環血漿量変化率 = \frac{透析後総蛋白(TP) - 透析前総蛋白(TP)}{透析後総蛋白(TP)}$$

$$体重変化率 = \frac{透析前体重 - 透析後体重}{透析前体重}$$

$$血液濃縮率(PWI) = \frac{循環血漿量変化率}{体重変化率}$$

図 ● 血液濃縮率（PWI）の算出

ります。

　逆に、少量の除水でも血圧が低下してしまうときは、プラズマ・リフィリングが少ないと考えられます。すると血液濃縮が強く、PWIは高値となります。PWIが4以上の場合は、除水過剰である可能性があるため、除水速度を下げる、またはドライウエイトを上げることを検討するとよいでしょう。

　PWIは、ドライウエイトが適正かどうかを判断する材料のうちの一つです。その日の除水量によって結果に差が出てしまうこと、プラズマ・リフィリングは患者によって違うことなどから、そのほかの臨床症状（浮腫、息切れ、めまい、ふらつき、帰宅後の倦怠感など）、血圧の変化、X線画像による心胸比、ヒト心房性ナトリウム利尿ペプチド（hANP）などとあわせて、総合的にドライウエイトを設定します。

医療法人社団永康会新宿西口腎クリニック院長　髙野真理 たかの・まり

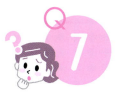

Q7 透析患者の血圧の基準って非透析者と異なるの？

透析患者の血圧の基準と非透析者の血圧の基準は異なります。日本透析医学会は、「心機能低下がない安定した慢性維持透析患者では、週はじめの透析前血圧値として 140/90mmHg 未満を目標とするべきである」としています[1]。また、最近出版されたガイドライン[2]では、「CKD 患者の目標値は糖尿病や蛋白尿のある 75 歳未満の患者では 130/80mmHg 未満、それ以外の 75 歳未満で 140/90mmHg 未満、75 歳以上であれば 150/90mmHg 未満」とされています。

透析患者の良好な血圧コントロール

わが国の慢性維持血液透析患者の約 75％は高血圧を呈しており、表[1] のような原因が関与していると指摘されています。このなかでも体液量過剰はとくに重要な原因です。

透析患者の特徴は、透析歴が長くなるにつれ、次第に無尿になるということです。このため、摂取した水分や食物成分がすべて体液に蓄積します。正常な腎機能であれば適切に体液量（細胞外液量）がコントロールできるので、体液過剰による血圧上昇は起こりにくいですが、透析患者ではナトリウムの排泄が障害されることにより体液が貯留し、循環血液量が増加して血圧が上昇します。これは、自尿がある CKD 患者や健常人とは大きく異なる点です。このため、透析患者では一般的に透析間の体液貯留に伴って血圧が上昇し、透析による除水で血圧が下がります。透析医によってドライウエイト（体液

表 ● 透析血液患者における高血圧の原因（文献1を参考に作成）

- 体液量（細胞外液量）過剰
- レニン・アンジオテンシン系の異常
- 交感神経活性の亢進
- 内皮依存性血管拡張の障害（動脈硬化）
- 尿毒素
- 遺伝因子
- エリスロポエチン

量管理の際に必要となる血液透析後の目標体重）を適正にすることと、透析間の体重増加を抑制することがもっとも重要となります。適正なドライウエイトの調整によって、60％以上の透析患者の血圧を正常化できることが知られています[3]。

日本透析医学会のガイドライン[1]によると、血圧測定は非シャント側上腕で行い、上肢での測定が困難な場合には下肢で測定します。通常、下肢の血圧のほうが高く出ることに注意が必要です。血圧測定時の体位は坐位、臥位のどちらでも構いませんが、毎回測定条件を一定にして、その変化を評価することが大切です。

透析患者の良好な血圧コントロールは、安定した透析を行うために必要なだけでなく、心不全や脳出血、虚血性心疾患などの心血管疾患を予防し、生命予後を改善するといわれています。透析患者では血圧と生命予後との間にU字型現象がみられます[4]。血圧が低くても高くても、心血管疾患の発症や死亡が増加します。透析後の収縮期血圧140～149mmHgを基準にした場合、収縮期血圧180mmHg以上は心血管死亡率が2倍増加し、また、収縮期血圧110mmHg未満は心血管死亡率が2.8倍に増加します（図）[4]。

症例ごとに評価し、総合的に目標値を決定する

しかし、透析患者は栄養状態が不良となりがちで、心不全などの合併症も多く、血圧単独と生命予後との関連が明確になりにくいのが現状です。血液透析の施行に伴い血圧の変動が大きくなるため、実際には高血圧だけでなく、

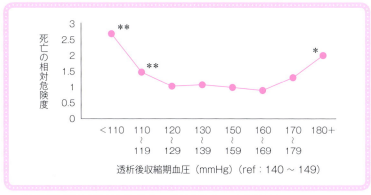

図 ● 透析後収縮期血圧と死亡の相対危険度のU字型現象（文献4より引用）

　透析中の血圧低下や透析直後の起立性低血圧も危険因子であると考えられます。
　ただし、透析患者の目標となる血圧値を明記するには、エビデンスが不足しているのが現状です。また、このような降圧の目標値は安定した慢性維持透析患者が対象です。自尿の量によっても血圧の管理はむずかしく、血液のポンプとしてはたらく心臓の機能が低下した症例などでは、過度の降圧によっても予後が悪化することが知られています。症例ごとに心エコーなどを用いて心機能を正しく評価したうえで、総合的に血圧の目標値を決定することが必要になります。

家庭血圧はどうみる？

　施設では透析前後の血圧が重視されがちですが、その全体像がわかりにくいことが多いです。透析ごとに体液量が減少し、次回透析までに体重が増加するために血圧が周期的に変化することに注意してください。週はじめの透析前血圧値として 140/90mmHg 未満を目標としつつ、透析日・非透析日とも血圧コントロールを十分に行うために、家庭血圧も含めて評価すべきと考えます。

このように、どの時点での測定値の血圧を指標とすべきかについては議論が続いています。2017年に欧州腎臓／透析移植学会と欧州高血圧学会の合同ワーキンググループでは、高血圧の診断に関して透析クリニックでの血圧は多くの要因によって変動し得るため、家庭血圧（非透析日6日間の朝夕の家庭血圧の平均値が135/85mmHg以下）もしくは24時間（可能であれば44時間）におよぶ自動血圧測定（週の半ばの非透析日の平均値が130/80mmHg以下）によって診断されるべきとされています。自宅測定を行っていない人には透析の中日の外来血圧によって診断するとされており、透析クリニックで測定される血圧を高血圧の基準とはしていません[5]。

　このように家庭血圧という新しい指標を用いる動きが海外では出てきていますが、自宅で測定しない患者もおり、わが国のデータとの整合性を検討する必要があると考えられます。

引用・参考文献

1) 日本透析医学会．血液透析患者における心血管合併症の評価と治療に関するガイドライン．日本透析医学会雑誌．44（5），2011，337-425．
2) 日本腎臓学会．エビデンスに基づくCKD診療ガイドライン2018．東京，東京医学社，2018，22-4．
3) Agarwal, R. et al. Dry-weight reduction in hypertensive hemodialysis patients (DRIP) : a randomized, controlled trial. Hypertension. 53 (3), 2009, 500-7.
4) Zager, PG. et al. "U" curve association of blood pressure and mortality in hemodialysis patients. Medical Directors of Dialysis Clinic, Inc. Kidney Int. 54 (2), 1998, 561-9.
5) Sarafidis, PA. et al. Hypertension in dialysis patients : a consensus document by the European Renal and Cardiovascular Medicine (EURECA-m) working group of the European Renal Association-European Dialysis and Transplant Association (ERA-EDTA) and the Hypertension and the Kidney working group of the European Society of Hypertension (ESH). Nephrol. Dial. Transplant. 32 (4), 2017, 620-40.

東京逓信病院腎臓内科　丸野紗也子　まるの・さやこ
東京逓信病院腎臓内科主任医長　髙野秀樹　たかの・ひでき

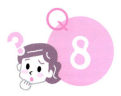

透析後、急激に血圧が上がる原因は何？

ズバリお答えします！

　血圧を上げる要素は、血管収縮と心拍出量の増加です。透析後に血圧が上がるということは、透析中から透析後にかけて血管収縮と心拍出量の増加が起こっていることになります。この状態で体外に循環していた血液を戻すと、さらに循環血液量が増加し急激に血圧が上昇します。

透析によって血圧が上がる理由

1）血管収縮や心拍出量の増加

　透析では除水によって体液量は減少していきます。とくに透析後半では体液量の低下や血圧の低下を感知して腎臓からレニンというホルモンが分泌されます。そのホルモンがアンジオテンシンに作用し、末梢の血管を収縮させることで血圧が上昇します。また、同様に体液量の低下を感知すると、交感神経が活性化されて、血管収縮や心拍出量の増加が起こり、血圧は上昇します[1]。

　一方、透析中は plasma refilling（プラズマ リフィリング）といって水分が細胞内から細胞外（間質）へ、そして血管内へ移動していきます。このプラズマ・リフィリングによって、血液量の過剰な減少や大きな血圧低下を起こさずに透析が行えます。除水によって血管内圧（静水圧）が低下することと、血液中の蛋白質による水を引き込む力（血漿膠質圧）が上昇することにより、間質から血管内へと水分が移動します。プラズマ・リフィリングのスピードが速い人では心拍出量が増加して、血圧は上昇しやすくなります。

35

最近では血管内皮細胞の機能不全により、透析中に血圧が高い患者では血管収縮を起こすエンドセリン-1というホルモンが分泌され、血管拡張を起こす一酸化窒素の産生が低下していることもわかってきました[1]。

2）薬剤の影響

透析中に一部の降圧薬の成分が血中から除去されてしまうことや、血圧上昇作用のある赤血球造血刺激因子製剤（ESA）が投与されること、不適切なタイミングで昇圧薬が使用されることも、透析後の血圧上昇に影響します。ESAによる血圧上昇の機序は、拡張していた末梢血管が収縮することや、血液粘度が亢進することなどによる末梢血管抵抗の増加が主であると考えられています[2]。

3）不適切なドライウエイト

そもそも透析後の高血圧には、体液量が透析終了時点で過剰であることが関与していることも多く[3]、ドライウエイトが適正でないことがあります。下腿浮腫やX線画像、hANP値などを確認しつつ、ドライウエイトを下げることで血圧が改善する可能性があります。

4）一時的な体液量の増加

透析を終了する際には、ダイアライザや透析回路に循環していた血液を体内に戻します。その際には数百mLの血液が急激に体内の血管内に戻ってくることになります。このため、一時的に体液量が多くなり、末梢血管の拡張がそれに追いつかないため、心拍出量のみが増えて、血圧が急激に上昇することがあります。この機序による血圧上昇は一時的なことが多いですが、高血圧や血圧の変動が大きいことは心血管系リスクになります。

5）そのほか

そのほかにも、透析後半や返血時の不安や痛みなどの精神的要因によっても血圧が上昇することがあり、適切な声かけをして患者の不安を取り除くことも重要です。透析導入直後の患者では不均衡症候群によって、頭痛や嘔気・嘔吐、気分不快を認め、血圧が上昇することもありえます。

血圧上昇を予防するために

　では、このような血圧上昇を予防するためには、どうしたらよいでしょうか。レニン・アンジオテンシン系や交感神経系の活性化の予防、急速なプラズマ・リフィリングの予防としてもっとも大切なのは、適切なドライウエイトを設定し、時間あたりの除水量が過剰にならないように透析間の体重増加を抑えることです。また、レニン・アンジオテンシン系を抑制するような降圧薬の内服で、透析後の高血圧の予防ができることもあります。

　返血による血圧上昇に対しては、返血速度を遅めに設定することで血圧の急激な上昇を抑えることができる可能性があります。日本透析医会の「透析医療事故防止のための標準的透析操作マニュアル」では返血の速度は50〜100mL/minと推奨されていますが、同時に患者の状態にあわせて適切な速度で返血を行うことが推奨されています[4]。精神的な不安の除去や不均衡症候群が出現した際のケアも大切なことです。また、透析後には起立性低血圧などで血圧が急激に低下するリスクもあります。透析後に血圧が急激に上昇したからといって、急に起き上がらせたりしないように細心の注意が必要です。透析患者では、このように血圧の変動が大きいため、透析室だけでなく自宅でも血圧測定を行うことが重要です。

引用・参考文献

1) Assimon, MM. et al. Intradialytic Blood Pressure Abnormalities : The Highs, The Lows and All That Lies Between. Am. J. Nephrol. 42（5），2015，337-50.
2) 日本透析医学会. 慢性腎臓病患者における腎性貧血治療のガイドライン. 日本透析医学会雑誌. 49（2），2016，89-158.
3) Agarwal, R. et al. Intradialytic hypertension is a marker of volume excess. Nephrol. Dial. Transplant. 25（10），2010，3355-61.
4) 日本透析医会. 透析医療事故防止のための標準的透析操作マニュアル.（http://www.touseki-ikai.or.jp/htm/07_manual/doc/jikoboshiman.pdf，2019年4月閲覧）.

東京逓信病院腎臓内科　**丸野紗也子**　まるの・さやこ
東京逓信病院腎臓内科主任医長　**髙野秀樹**　たかの・ひでき

Q9 透析終了直前、急激に血圧が下がる原因は何？

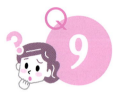

ズバリお答えします！

透析低血圧の最大の要因は循環血漿量の減少です。除水を行った結果、体内を循環する血液の量が減ってしまうためです。透析終了直前に血圧が低下する現象はしばしば経験しますが、とくに透析終了直前の低血圧に関連していると思われるのが「透析の目標体重が適正体重（ドライウエイト）よりも低く設定されている」「1回の透析における除水量が多い」ことです。

透析低血圧のおもな原因

透析中に血圧が下がる「透析低血圧」のおもな原因を表に示します。透析低血圧の最大の要因は循環血漿量の減少です。すなわち除水を行った結果、実際に体内を循環する血液の量が減ってしまうためです。表に示した項目のうちの多くは、循環血漿量の減少に伴い血圧低下をひき起こします。透析終了直前に血圧が低下する現象はしばしば経験されます。表のうち、とくに透析終了直前の低血圧に関連していると思われる「透析の目標体重が適正体重（ドライウエイト、DW）よりも低く設定されている」「1回の透析における除水量が多い」を中心に解説します。

目標体重がドライウエイトよりも低い

DWは体液量が適正な状態の体重を指します。ですから透析における目標体重がDWより低く設定されていれば、透析で過分な体液の減少をひき起こし、血圧が低下します。DWを決める目安の一つになるのが「それより以下

表 ● 透析低血圧のおもな原因

- 透析の目標体重が適正体重（ドライウエイト）よりも低く設定されている
- 1回の透析における除水量が多い
- 栄養不良（低アルブミン血症）
- 心機能障害
- 自律神経機能障害（とくに糖尿病患者など）
- 透析液温が高い
- 貧血
- 薬剤や透析膜に対するアレルギー
- 透析中の食事摂取
- 酢酸不耐症
- 低血糖

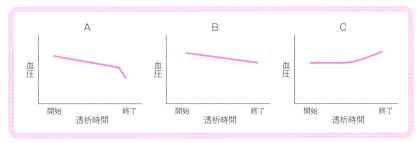

図 ● ドライウエイトの設定による透析中の血圧変動

A：透析の目標体重がドライウエイトより低い場合の血圧経過の例：透析後半に急激に血圧が低下する。
B：透析の目標体重が適正に設定されている場合の血圧経過の例：血圧は徐々に低下する。
C：（参考）透析の目標体重がドライウエイトより高い場合の血圧経過の例：透析後半で血圧は上昇し、透析後の血圧は透析前より高くなる。

の体重では血圧を維持できなくなる体重」という項目です。もし透析の目標体重がDWに比べて低すぎる場合は、除水が完了する前、すなわち透析終了前のタイミングで急に血圧が低下することが多くなります。図-Aのような経過です。一方で透析の目標体重が適切に設定されていれば、図-Bのように透析中緩徐に血圧が低下するような経過となります。

DWは同じ患者でも時と場合によって変動します。たとえば食欲が低下して食事量が減った場合はDWは低下する可能性があり、それにあわせて透析時に目標体重も下方修正する必要が生じます。逆に、その後に食事量が回復

すれば、DW は上昇する可能性があります。このようにそのときどきの患者の状態をみながら、DW を調節していく必要があります（Q10、42 ページ）。

1 回の透析における除水量が多い

　透析における目標体重が適切に設定されていても、除水速度が速すぎると plasma refilling（プラズマ　リフィリング）が追いつかなくなり、透析低血圧の原因となります。透析におけるプラズマ・リフィリングとは、除水によって一時的に循環血漿量が減少した後に、血管の外にたまっている体液（組織間液）が血管のなかに戻ることです。これには、血液中の蛋白質（アルブミン）によって形成される膠質浸透圧が大きな役割を果たしています。1 回の透析における除水量が多いと、時間あたりの除水量は当然多くなり、これがプラズマ・リフィリングの速度より速ければ、循環血漿量の減少をひき起こして低血圧になります。これを防ぐためには、まず除水速度を上げすぎないようにすることが必要です。

　除水速度を適切に保つためには、1 回の透析で過度の除水をしないことが肝要であり、それには透析間の体重増加が適切に管理される必要があります。ガイドライン[1]では、透析間の体重増加は中 2 日で 6％ 未満（例：体重 50.0kg の患者であれば中 2 日で 3.0kg 未満）が望ましいとされています。また最大除水速度は 15mL/kg/ 時以下がすすめられていますが、除水速度 15mL/kg/ 時とは 4 時間かけて体重の 6％ の除水を行うことに相当します。透析患者の体重増加にはおもに食塩摂取が関係していますので、食塩制限の指導が大切です。どうしても除水量を増やさざるを得ない場合には、透析時間を延長して時間あたりの除水量を少なく抑えることがすすめられます。また、1 回の透析で無理に DW までの除水を達成せず、週の終わりに DW を達成できるように、徐々に除水を行う場合もあります。

　なお、透析開始後 2 時間までは血管透過性が比較的高く、その後血管透過性が低下するという報告があり[2]、これによって透析前半にプラズマ・リフ

ィリングが比較的すすみやすく、透析後半ではすすみにくいといえます。このことは、透析前半と後半で除水速度を変えるプログラム除水の有効性の根拠となります。

自律神経機能障害

　もう一つ、表に示したなかの「自律神経機能障害」についても軽く触れておきます。除水によって循環血漿量が減少すると、自律神経のはたらきによって血管が収縮し、血圧が保たれます。しかし、糖尿病などが原因で自律神経機能が障害を受けていると、この機構がうまくはたらかず、とくに透析後半に低血圧を起こすことがあります。対策として、昇圧薬の使用（ドロキシドパやアメジニウムメチル硫酸塩の内服、エチレフリン塩酸塩やノルアドレナリンの静脈注射）や、プログラム除水（透析前半に除水量を多くして後半の除水量を少なくする）が試みられます。

　なお透析低血圧全体にいえることですが、血液濾過（HF）や血液透析濾過（HDF）が透析中の低血圧を減少させると報告されていることから[3]、透析方法の変更も検討されます。

引用・参考文献

1) 日本透析医学会. 維持血液透析ガイドライン：血液透析処方. 日本透析医学会雑誌. 46（7）, 2013, 587-632.
2) Tabei, K. et al. An index of plasma refilling in hemodialysis patients. Nephron. 74（2）, 1996, 266-74.
3) Locatelli, F. et al. Hemofiltration and hemodiafiltration reduce intradialytic hypotension in ESRD. J. Am. Soc. Nephrol. 21（10）, 2010, 1798-807.

東京逓信病院腎臓内科　**本間志功**　ほんま・しこう
東京逓信病院腎臓内科　**松村実美子**　まつむら・みみこ

Q10 血圧が高いとドライウエイトを下げるのはなぜ？

ズバリお答えします！

　体液量の過剰が透析患者の高血圧の主因となっているからです。体液の適正な管理によって60％以上の患者で血圧を正常化できるともいわれています[1]。適切なドライウエイトの達成は心血管系への負担を減らし、全身の心血管合併症の予防と治療に役立ちます。

血圧という観点からドライウエイトを考える

　ドライウエイト（DW）は「体液量が適正で、透析中に過度の血圧低下を生ずることなく、かつ長期的にも心血管系への負担が少ない体重」と定義されます[1]。一般的には、透析中に大きく血圧が下がらない、高血圧がない、手足にむくみがない、胸部X線で心胸比（CTR）が50％未満である、といった状態を目標にDWを設定していきます。また透析終了時の下大静脈径やヒト心房性ナトリウム利尿ペプチド（hANP）値を参考にすることもあります。透析終了時の下大静脈径、hANP値はどちらも循環血液量を反映すると考えられますが、とくにhANP値は心房細動や僧帽弁閉鎖不全症（MR）などの心疾患が存在すると、より高い値を示すので注意が必要です[2]。

　適切なDWの達成は「心血管系への負担」を減らし、心疾患や脳血管疾患、末梢血管疾患（PAD）をはじめとする全身の心血管合併症の予防と治療に役立ちます。

　なお、「心血管系への負担」が少ない血圧とはいったいどれくらいなのでしょうか。ガイドラインでは、「明らかな心機能低下がない安定した慢性維持透

表 ● 透析患者における高血圧の原因（文献1を参考に作成）

- 体液量過剰
- レニン・アンジオテンシン系の異常
- 交感神経活性の亢進
- 血管内皮細胞の異常による血管拡張の障害
- 尿毒素の貯留
- 遺伝因子
- エリスロポエチン

析患者」の場合、週はじめの透析開始時血圧は140/90mmHg未満を目標値として推奨しています[1]。透析室ではさまざまなタイミングで血圧測定を行いますが、DWを考えるうえでは、まず週はじめの透析開始時血圧に注目してみるとよいでしょう。

ドライウエイトと血圧の関係

　生理学の教科書には、血圧は「心拍出量」と「血管の抵抗」で決まると書かれています。ここでいう心拍出量とは、心臓から拍出される血流量のことですから、体液量（循環血液量）が多くなったり心臓の仕事量が増えたり（心臓が強くまたは速く拍動）すれば、心拍出量も増えることになります。血管の抵抗は、血管の収縮具合や血管壁のかたさによって変わります。血管の収縮には、交感神経など自律神経のはたらきや、レニン・アンジオテンシン系、カテコラミンなどの血管収縮を調節するホルモン、血管の内側を張りめぐらせている血管内皮細胞の機能など、さまざまな要因が関与しています。たとえば交感神経の緊張が強くなったり、レニン・アンジオテンシン系が強くはたらいたりすると、血管は収縮して血圧が上がります。また動脈硬化を起こした血管の壁はかたくなり血管の抵抗が上がるので、血圧は上昇します。

　では、透析患者における高血圧の原因には何が多いのでしょうか。表[1]は透析患者における高血圧の原因を示したものです。このなかでは、体液量過剰が透析患者における高血圧の主因として関与していると考えられています。安定した維持透析患者においては、飲食による体液量の蓄積から生じた

体液過剰が高血圧のおもな原因である、といい換えることもできるでしょう。そして、体液の適正な管理によって60％以上の患者で血圧を正常化できるとされています[1]。すなわち、透析患者の血圧管理においてはDWの適正化がもっとも大切なのです。

しかし実際には、DWを下げても血圧が下がらない、ということがしばしばあります。じつはDWを下げて体液量の是正を行った後、目標の血圧を得るまでには通常4～12週間が必要といわれています[3]。そのためDWの調整は徐々に行うべきと考えられます。

適正なDWが達成できていても高血圧が持続する場合は、降圧薬の使用を考慮します。また透析室における血圧のみではなく、自宅における血圧を含めて評価していくことも大切です。

引用・参考文献

1) 日本透析医学会. 血液透析患者における心血管合併症の評価と治療に関するガイドライン：血圧異常. 日本透析医学会雑誌. 44 (5), 2011, 358-68.
2) 湯浅健司ほか. 血液透析患者の心房性Na利尿ペプチドの臨床的意義. 日本透析療法学会雑誌. 24(12), 1991, 1557-62.
3) Charra, B. et al. Blood pressure control in dialysis patients : importance of the lag phenomenon. Am. J. Kidney Dis. 32 (5), 1998, 720-4.

東京通信病院腎臓内科　本間志功　ほんま・しこう
東京通信病院腎臓内科　松村実美子　まつむら・みみこ

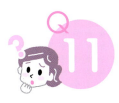

胸部単純X線検査から何がわかるの？どのくらいの頻度で検査するの？

　透析患者のドライウエイトの設定に用いる心胸比（CTR）はX線検査で評価します。また、肺疾患の有無、心疾患、胸水や心嚢水、縦隔病変、大動脈の石灰化、骨の病変も確認できます。基本的には月1回、透析後に検査をしますが、撮影困難な患者やドライウエイトが長期にわたって不変な患者では、この限りではありません。

心胸比（CTR）の評価

　日常診療でもっとも汎用されている画像検査が胸部単純X線検査です。手軽で安価、かつ被ばく量が少ない点が優れていますが、濃度分解能がコンピューター断層撮影（CT）よりは劣る、疾患によっては読影に熟練を要する点もあり、スクリーニングや経過観察に適しています。透析患者では、おもにドライウエイト（DW）の設定に心胸比（CTR）が用いられますが、これはX線検査で評価します。ほかに撮影する目的として、肺疾患の有無、心疾患、胸水や心嚢水、縦隔病変、大動脈の石灰化、骨の病変も確認できます。目的によって、撮影方向や体位を変えますが、通常は正面の深吸気位、立位での条件で撮影し、これは後前方向撮影（PA）といいます。患者に肩の力を抜かせ肘を曲げ、手背を腰にあてて肩甲骨を肺野から外させ、中心のX線の照射は第6胸椎の高さとする方法です。立位をとれない患者では坐位、坐位も無理な場合は仰臥位撮影が行われます。仰臥位の場合は心胸比は55％まで正常とされています（**Q12**、**48ページ**）。
　当然ながら検査の回数が多くなれば、放射線被ばくによる影響が心配です

が、X線撮影による被ばく線量は、自然放射線（年間）と比較してとても少ないので、検査の回数が多くなっても、放射線被ばくによる影響を心配する必要はありません。

ドライウエイトの評価

　DWは季節や体調により変化するため、基本的には月に1回、透析後に行うことがすすめられます。しかし前述のように、撮影自体に困難を伴う患者や（撮影時に動いてしまう、体位をとれないなど）、規則正しい生活を送っておりDWが長期にわたって不変な患者では、この限りではありません。また、撮影のタイミングが透析開始前なのか透析直後なのか、食直後なのか空腹時なのかなども評価に影響するため、なるべく同じ条件で撮影をすることが大事です。なお、高齢者や肥満の方では心横隔膜角部に脂肪が沈着しやすいので、心辺縁が不鮮明になり、心胸比の計測が不正確になりやすいので、かならず前回の写真と比較することがすすめられます。

　DWが設定されても、週末にならないと達成できなかったり、生活習慣の乱れでいつまでもDWに到達しない患者も少なくありません。そのような患者は慢性的に心臓に負担がかかっている状態となるため、心不全になりやすい傾向があります。実際に2016年におけるわが国の透析患者の死因で心不全は第1位（第2位は感染症）であり、じつに25.7％を占めています[1]。

X線検査の実際

　通常は立位での撮影になりますが、撮影方向によって観察される病態に特徴があります。疑う疾患によって発見や評価がしやすくなりますので、簡単にCTが撮れないときには有効です。たとえば、以下のような方法および、その撮影が有効な病態があります。
①側方向撮影：前縦隔腫瘍、中葉症候群、葉間の胸膜炎。
②側臥位：立位正面でわかりにくい少量の胸水の貯留や軽度の気胸。
③側腹位撮影：右中葉、左下区の無気肺。

ほかにX線検査で気をつけることとして、以下の点があげられます。
①乳頭、いぼ、腫瘤など皮膚から体外へ突出したものは、X線写真では結節影として描出されることがある。
②湿布、貼付剤、絆創膏、軟膏、束ねた頭髪も異常影となる場合がある。
③乳頭は銭形陰影として認められやすい。通常は両側にあり、男性でも認めることがある。
④心陰影に重なる肺野病変を見落としやすい。

　以上、X線検査でわかることはじつに多岐にわたりますのでくわしくは成書[2]や参考図書[3, 4]を参照ください。本来ならば一つひとつのX線写真を細かくみていくことでわかることが多い半面、その読影に十分な時間をかけることは現実的ではありません。透析患者では頻回に撮影を行っていることや、頻度の高い疾患を考慮することで、効率的に検査を有効活用できます。

引用・参考文献

1) 日本透析医学会統計調査委員会. 図説わが国の慢性透析療法の現況（2016年12月31日現在）. 東京, 日本透析医学会, 2017.
2) 日本放射線科医会編. 胸部X線診断アトラス2：読影力が向上するX線解剖と異常影の知識. 野辺地篤郎監修. 東京, 医学書院, 1992, 65-128.
3) 猪又孝元. "心臓の病気の最終形 心不全". 循環器の病気ずかん：心臓ビギナー集まれ！治療もケアもしっかりわかる. ハートナーシング2017年春季増刊. 木原康樹監修. 大阪, メディカ出版, 2017, 132-9.
4) 石原英樹ほか. 特集：呼吸器のびょうき図鑑. 呼吸器ケア. 15 (4), 2017, 310-67.

医療法人社団大坪会東都文京病院内科部長／副院長　**齊藤博紀** さいとう・ひろき

Q12 心胸比（CTR）50％以上でドライウエイトを設定している患者がいるのはなぜ？

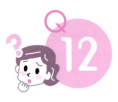

ズバリお答えします！

　年齢にもよりますが、透析患者では心胸比が過大評価されやすい条件が多く、健常人のように厳格に心胸比50％以下を順守するためにドライウエイトを下げようとすると、透析中の血圧低下をまねきます。一人ひとりに合った現実的なドライウエイトの設定、調整が重要です。

心胸比（CTR）は総合的な判断を

　心胸比（心胸郭比ともいう）はドライウエイト（DW）の設定における一つの指標です。その管理目標値は胸部X線検査の立位での撮影で、男性で50％以下、女性で53％以下とされています（仰臥位でのX線ではそれぞれ1.25倍にして評価します）。若い方では40％未満の方もいます。目標の心胸比を達成できない状態が続くと、慢性的な心不全状態となります。心胸比はさまざまな因子が複合した結果ですので、総合的に判断する必要があります。

1）心胸比が拡大しやすい要因

肥満

　肥満者では横隔膜が上昇しやすく、その結果、下から心臓が押しつぶされた格好となるため心胸比が拡大します。

腹水

　Q13（52ページ）を参照してください。

貧血

　透析患者はほぼ必発の腎性貧血に加え、しばしば鉄欠乏性貧血を合併するうえ、透析という行為での機械的な血球の破壊もあり、慢性的な貧血の状態にあるといえます。貧血とは全身の各組織において低酸素状態にあるわけで、それを補おうと全身に血液を送り出すポンプ機能として心臓は拍動を強めます。この状態が長く続くと心筋が代償性に肥大し、心肥大に至ります。心肥大では心胸比は大きくなりますが、胸部X線では心拡大と心肥大は区別がつかず、心胸比を縮めようと除水を強化すると血圧が低下します。

心筋肥大

　肥大型心筋症や高血圧による左室肥大があります。貧血のように、胸部X線では診断が困難ですので心臓超音波がすすめられます。

心臓弁膜疾患

　大動脈弁閉鎖不全症や僧帽弁閉鎖不全症、三尖弁閉鎖不全症のような逆流性の弁膜症では、相対的に血液量が増加し、心室の拡大を起こします。一方、僧帽弁狭窄症では左心房の拡大が起こります。

心嚢液貯留

　心嚢とは心臓を包んでいる袋であり、心嚢と心臓の間にある液体を心嚢水と呼びます。通常は10～50mLほどですが、それが増えると心タンポナーデという危険な状態となります。ほかに心嚢液が病的に増加する原因としては、胸部損傷、心筋梗塞後の心破裂、心膜炎、悪性腫瘍などがあります。X線検査では一般的な心不全の像と比較して、肺野と心陰影の辺縁が明確になっていますが、心臓超音波での診断が容易です。心嚢液は透析による除水では減らすことはむずかしく、早急に循環器科に受診させる必要があります。

バスキュラーアクセスによる前負荷の増大

　血液透析に不可欠な内シャントは動脈と静脈を吻合させたものであり、非生理的な過剰な血流を得ることで透析を可能にしていますが、その血流量は通常300～600mL/minといわれます。心機能が正常であれば1,000mL/min程度でも耐えられるとされており、1,000～1,500mL/min以上、もし

くは全心拍出量の20％以上を過剰血流としています。1,500mL/min以上のシャント血流が続くと心臓に届く血液量が多すぎて心不全になり得ます。

そのほか
心房細動、先天性心疾患などで心胸比の増大がみられます。

2）心胸比が縮小しやすい要因

肺気腫
胸部X線検査では肺の過膨張状態となった結果、ビア樽状の胸郭を呈し、胸の前後径が増大します。心臓のかたちは肺に圧迫され細長くなるため、滴状心と呼ばれます。ほかにも、①肺野の透過亢進、②肺や末梢血管影の狭小化、③横隔膜の平坦化、④肋間腔開大などが特徴的です。

高度の脱水状態
体液量が低下すると血管内の脱水状態となるので、心臓内を循環する血液量が少ないため、心臓は十分に拡張せずに心陰影は小さくなり、相対的に心胸比は小さくなります。

低蛋白血症
高度の脱水状態と同様の状態になります。

透析患者の心胸比の評価

このように心胸比は、とりわけ透析患者では過大評価されやすい条件が多く、健常人のように厳格に心胸比50％以下を順守するためにDWを下げようとすると、透析中の過降圧（バスキュラーアクセスが閉塞することもあります）のみならず、非透析日も患者のQOLの低下をまねきかねません。透析を安全に行うことができ、透析を行う前でも溢水症状が起こらないようなDWが、結果として心胸比50％以上になっているのが現実的に多いということにすぎません。若い非糖尿病性の腎不全患者では心胸比は40％未満という方もいますので、一人ひとりに合った現実的なDWの設定、調整が重要です。

胸部X線検査だけでDWを決めるのがむずかしい場合は、以下の検査も組み合わせて決めることがあります。

①ヒト心房性ナトリウム利尿ペプチド（hANP）：透析終了時に測定されることが多く、50〜100pg/mL以下でDWとする報告[3]がありますが、器質的な心疾患では高くなるため確立されていません。保険では月に1回の算定が可能です。

②腹部超音波検査：上腹部矢状断で肝静脈合流部から遠位2cmで測定したものが下大静脈径ですが、呼吸で大きく変動します（40〜50％）。正常では呼気時に10〜20mmとされています。20mm以上で呼吸変動が少なくなると体液過剰状態であり、5mm以下では血管内脱水を示唆します。

③クリットラインモニター（光学式非観血的連続的ヘマトクリットモニター）：経時的にヘマトクリット値を測定し、透析中の体液状態の把握を可能にします。

引用・参考文献

1) 大河原晋. ドライウエイトって何？どうやって決めるの？ 透析ケア. 24（4）, 2018, 312-3.
2) 大河原晋. ドライウエイトが「きつい」「甘い」ってどういう状態？ 前掲書1）, 314.
3) 大橋宏重ほか. 維持透析患者の心房性Na利尿ペプチドの臨床的意義. 日本透析医学会雑誌. 24（1）, 1991, 43-7.

医療法人社団大坪会東都文京病院内科部長／副院長 **齊藤博紀** さいとう・ひろき

Q13 腹水はドライウエイトの管理にどう影響するの？

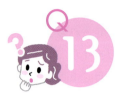

大量の腹水が常態化している患者は、ほかの透析患者と比較して予後は不良のため、厳格な心胸比にはこだわらず、透析中も透析をしていない時間も血圧低下を起こさない、QOLを下げない体重設定が現実的な対応となります。

腹水の分類

透析患者ではしばしば腹水を呈することが多く、その管理に難渋します。腹水が増えるとお腹が張って（臍窩の平坦化、波動の触知）、むくみが生じます。体重も増え、透析患者でない場合は尿量も減ります。腹水が生じる病態はおもに「炎症性（漏出性）」と「非炎症性（滲出性）」の2つに分類できます（表1）。腹水を起こす病因は多岐にわたり、透析患者でも日常的に散見されます。そもそも腹水が生じる疾患が治療に反応しにくいうえに、腹水の存在そのものが患者のQOLに悪影響をおよぼします。

表1 ● 腹水の分類

- ●炎症性（漏出性）の腹水
  - ・循環障害：肝硬変、右心不全、バッド・キアリ症候群
  - ・低アルブミン血症：肝硬変、ネフローゼ症候群、蛋白漏出性胃腸症
- ●非炎症性（滲出性）の腹水
  - ・血清腹水：がん性腹膜炎
  - ・乳び腹水：悪性腫瘍の転移、フィラリア症
  - ・膿性腹水：細菌性腹膜炎、結核性腹膜炎

表2 ● 腹水のおもな治療法

- 食事療法、水分・塩分制限
- 薬物療法：利尿薬、ステロイド薬、抗がん薬
- 腹腔穿刺
- 腹水濾過濃縮再静注法（CART）

腹水の治療法

　腹水の有無、程度を知るには画像検査が役立ちます。腹部超音波[1, 2]、腹部CT、MRIなどは100mL以上の腹水があればわかります。腹水の性状を知るには腹水穿刺を行う必要がありますが、妊婦、手術痕、腸管内に大量のガスがある患者は危険です。穿刺部位は教科書的にはモンロー点（臍と前上腸骨棘を直線で結んだ前上腸骨棘から3分の1の点）が推奨されますが、腹水貯留の量や場所によってはほかの場所を穿刺することもあります。腹水穿刺中は、バイタルサインの変化に注意する必要があります。患者が痛みや気分不快を訴えたら、動脈や神経の損傷の可能性があるので速やかに中止し、場合によっては外科医らに相談する必要があります。また一度に大量の腹水を抜くと血圧が低下します。これは、大量の腹水を抜くことで腹腔内圧が低下し、腹腔内大静脈への血液量が増え、左室に戻る血液量が減ることで起こります。そのため、点滴を行いながら腹水を抜くことがすすめられます。腹水を抜く目安は、1日500〜2,000mLの排液が一般的ですが、がん性の腹水のように腹水穿刺が唯一の治療方法の場合は、長時間をかけて5,000mLくらい抜くこともあります。ほかに、穿刺したカテーテルを長期間留置する場合は、穿刺部からの感染にも要注意です。

　腹水の一般的な治療法には**表2**のようなものがあります。これらの治療でコントロールできない腹水を難治性腹水といいます。

腹水濾過濃縮再静注法（CART）とは

　腹水濾過濃縮再静注法（CART）とは、腹水を取り出してがん細胞や細菌

を取り除き、それを濃縮したものを患者の静脈に再投与する方法です。腹水のなかには蛋白質が大量に含まれているため、それをできる限り体内に戻すのが目的です。おもに肝硬変や腹部のがんで大量に腹水が発生し、低血圧や腹部膨満を起こすような患者が対象となります。維持透析患者でも肝硬変や消化器がんを有する場合にはCARTを実施することがあります。

　腹水の成分や量は個人差が大きいのですが、通常は1回あたり3,000〜5,000mL程度の腹水を抜きます。その腹水を濃縮すると大抵は濃縮前の10分の1以下になります。それを点滴の要領で投与します。一般的には透析患者では非透析日に腹水を抜き、濃縮したものを透析前か透析中に投与します。透析患者では、腹水が多いと横隔膜が挙上するので心胸比が過大評価となります。また、腹水が多い透析患者では低蛋白血症になっていることが多く、血管内は脱水状態にあるため、血圧が下がりやすく、安全に十分な透析ができません。加えて、成分にもよりますが、腹水は透析による除水ではなかなか抜けません。つまり、大量の腹水を有する透析患者はドライウエイト（DW）の設定がむずかしいうえ、DWを維持することも困難になります。

　たとえば維持透析患者の腹水を2,000mL抜いた場合、CARTで200mL得られ、それを透析中に投与すると、単純計算では「目標除水量＝透析前体重－DW－（腹水穿刺で抜いた）2,000mL＋（投与する予定の）200mL」となりますが、まだまだ腹水が多く残っていれば、さらに除水するのが望ましいでしょう。ですが、そのような患者は相対的には長期の予後は見込めない場合が多いので、厳格にDWを維持しようとするよりも、患者のQOLを優先した透析を行うことになります。

腹水のドライウエイトへの影響

　では、腹水があるとDWにどのような影響があるのでしょうか？　これは同じ透析患者でも血液透析と腹膜透析では管理が異なります。腹膜透析患者では、透析中は腹腔内に透析液を1,000〜2,000mL入れている状態となりますので、いわば人工的に腹水のある状態といえます（ただし、腹水の多い

患者は腹膜透析の適応にはなりません)。体格にもよりますが、腹腔内にはある程度の隙間があるため、少々腹水が増えただけではDWの管理に影響はありません。一定以上の腹水がたまると、腹腔と胸腔を境している横隔膜が下から押し上げられるかたちとなり、胸部X線では心臓が圧迫され横に広がるので、心胸比は見かけ上、大きくなります(加えて、腹水が多いと深呼吸がしづらくなり、呼吸を止め続けるのも困難です)。また、そのくらいの腹水の量となると腸管がむくんで栄養の吸収が低下し、結果的に低蛋白血症をまねきます。低蛋白血症が、さらに腹水を増やすという悪循環に陥ります。

　大量の腹水が常態化している患者は、ほかの透析患者と比較して予後は不良のため、厳格な心胸比にはこだわらず、透析中も透析をしていない時間も血圧低下を起こさない、QOLを下げない体重設定が現実的な対応となります。

　なお、透析患者に腹水穿刺をする際は、できる限り、非透析日に行うのが望まれます。透析日にはヘパリンなどの抗凝固薬を投与するので、同日に行うと腹水穿刺により腹腔内への大量出血が懸念されるからです。

引用・参考文献

1) 小川眞広ほか．"体腔液の評価方法"．腹部超音波検査のあっ!? あれ何だっけ？：走査のポイントと測定・評価のコツ．大阪，メディカ出版，2017，137-9．(US Labシリーズ，3)．
2) 小川眞広ほか．"腹水の評価部位"．前掲書1)．140-1．
3) 石﨑守彦ほか．"腹水"．プロフェッショナル・ケア消化器．權雅憲監修．大阪，メディカ出版，2015，31-5．

医療法人社団大坪会東都文京病院内科部長／副院長　齊藤博紀　さいとう・ひろき

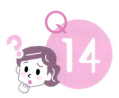

Q14 体重が増えていないのに心胸比（CTR）が大きくなっているのはなぜ？

まず、撮影条件を確認し、撮影時の患者の状態を再調査します。そして、心臓由来の要素を心電図や採血で除外します。さらに、心嚢水など心臓周囲の状況を超音波で確認します。これらが除外できた場合には、痩せに伴う相対的体液量の過剰と診断します。

そもそも心胸比とは何？

　心胸比（CTR）とは、胸部単純 X 線撮影された画像における、心臓と胸郭の大きさの比率です。胸部 X 線で、正中線から右と左へ心陰影のもっとも広いところを A と B とし、肺野のもっとも幅広いところを C とした場合に、「心胸比＝（A ＋ B）÷ C × 100」において百分率で表されます。非透析者における基準値は、男性 50％以下、女性 55％以下とされています。CTR の増大は心臓の拡大を意味し、心不全の有無で心臓の病気をみつけるためのファーストステップです。

　透析患者では、ドライウエイト（DW）という目標体重を設定し、除水量を決定します。体重は、約 60％の水分と約 40％の筋肉や骨・臓器などの実質成分で構成されています。DW が適正であるかを判断するために、定期検査として月 1 回胸部 X 線を撮影し、CTR を計測します。透析患者は、透析導入に至るまでの間（腎不全保存期）に、さまざまな心臓の合併症を有しているため、かならずしも腎機能正常者の CTR 基準値が妥当とは限りません。経時的な CTR の変化から、心不全兆候の有無、心臓合併症の併発、不整脈の影響、脱水の兆候などを早期発見されることもあり、観察は重要です。

CTR に影響する因子

　CTR は心不全兆候の早期発見に有用であることより、まず一般的な心拡大について考えてみましょう。心拡大とは、基本的には心臓の内径、内腔が大きくなる状態を示します。心拡大を評価するためには、心房と心室の2つに分けて考えます。まず、心房の拡大は、心房から心室への流入障害がある場合に起こります。拡張障害などで心室が拡張しにくくなり、心室への血液の流入に負荷が増大したときに、心房が拡大します。心室の拡大には、いくつかの要素が存在しています。体液量が過剰であり心室を通過する血液量が相対的に多くなった場合、心筋梗塞など心室の筋肉に異常が起こった場合などです。心室の拡大は心不全に関連するため、労作時呼吸困難や息切れ、四肢の浮腫などほかの症状を注視し、慎重な問診や診察が必要となります。

体重増加がないときの CTR 拡大の原因

　体重増加を認めないにもかかわらず、CTR 拡大の原因を考えてみましょう（表1）。透析患者は、スタッフにより DW を設定され、当日の除水目標が決定されます。摂食量、体調、運動量などは日ごとに変化し、容易に痩せたり太ったりします。しかし、一定の DW を堅持していれば、体の実質成分が痩せた場合には CTR が拡大し、心不全のリスクが上昇します。

　体重の増加がないのに CTR の拡大が検出された場合には、まず、痩せに伴う体の実質成分（筋肉、脂肪など）の減少による相対的な体液量の増加を除外しなければなりません。次に、心臓合併症の発症を除外しなければなりません。心筋梗塞などの虚血性心疾患、心房細動などの不整脈、強度の頻脈、弁膜症の増悪などの病態は容易に心不全を来し、心拡大を呈します。近年の透析患者は糖尿病を合併することも多く、心合併症を発症しても自覚症状に乏しいケースが散見されます。この点にも留意する必要があるでしょう。また、ウイルス感染などによる心筋炎や心筋症も心不全を発症することがあります。これらは、循環器専門医との連携による適切な対応が求められます。

表1 ● CTR増大をもたらす要因

- 一般的な要因
  ① 体液量増加：痩せに伴う体内実質成分（筋肉、脂肪など）の減少→相対的な体液量の増加
  ② 心臓自体の障害：虚血性心疾患の合併、不整脈による心不全、高度の頻脈、弁膜症の増悪、心筋炎（ウイルス感染など）、心筋症
  ③ 心臓周囲の拡大：心囊水の貯留
- そのほかの影響
  ① 撮影条件
    ・X線フィルムの位置：PA（後→前）撮影→AP（前→後）撮影
    ・撮影の体位：立位→臥位
  ② 撮影時の患者環境
    ・吸気不足（吸気が十分でないとき）
    ・腹圧上昇（横隔膜の挙上に伴う心臓陰影の横転）
  ③ 透析に関連するもの
    ・撮影のタイミング（透析後→透析前の撮影）
    ・体重の差異：ドライウエイトに対する体重差

　そして、心臓周囲の拡大を来す心囊水の貯留を除外する必要があるでしょう。心囊水有無の検出は超音波が有用です。

　このような、生命維持に直接影響する因子を除外した後に、さまざまなチェックが必要となります。そのほかの影響因子として、X線の撮影条件、撮影時の患者環境、透析に関連する因子などが存在します。立位の保持が困難な場合には、車いすのまま背中側にX線フィルムを設置し、撮影します。心臓は体の前側に存在するために、前からX線の照射を受けた場合には心陰影は拡大して投影されます。つまり、PA（後→前）撮影に比べてAP（前→後）撮影は、CTRが拡大されて撮影されます。さらに、臥位で撮影する場合にはX線の照射距離が短縮され、CTRの拡大は助長されます。撮影時の患者環境としては、吸気不足と腹圧上昇があります。吸気が十分でない場合には、胸郭が横方向に十分拡張されずCTRは拡大します。腹圧が高い場合には、横隔膜が挙上され心臓が横倒しとなり、心陰影の測定値が増大します。高度の便秘や腸管内の大量のガス貯留時などにも注意が必要です。

　透析に関連する要因として、DWまで達成した際に撮影されているかどう

表2 ● CTRの拡大をみたときの手順

- まず行うこと
  ① X線撮影の条件を確認：PA（後→前）撮影（体の前方にX線フィルム設置での撮影）
  ② 撮影時の患者の状態を確認：吸気不足など（以前のX線と比較し、胸郭の大きさや横隔膜の状態を確認）
  ③ 炎症の確認：心筋炎などの除外（発熱の有無やCRPの上昇を確認）
  ④ 心嚢水貯留の除外：心臓超音波の実施
- ①～④が除外された場合
  痩せに伴う相対的体液量の増加と判断：血圧などを確認し、ドライウエイトを調節する

かが重要です。撮影時の体重とDWまでの体重（水分）の差により、CTRは変化します。撮影時の体重を慎重に確認する必要があるでしょう。

CTR拡大の原因の確認と評価

　では、どのように確認すればよいでしょうか（表2）。体重が増えていないのにCTRが大きくなっているのをみた際には、次のことに注意します。まず、撮影条件を確認し、撮影時の患者の状態を再調査します。そして、心臓由来の要素を心電図や採血で除外します。さらに、心嚢水など心臓周囲の状況を超音波で確認します。これらが除外できた場合には、痩せに伴う相対的体液量の過剰と診断し、DWを調節する必要があります。

　X線撮影によるCTRは、さまざまな因子の影響を受けます。それらを一つひとつ丁寧に確認し、CTRを評価しなければなりません。多忙な日々の業務のなかで、あわてずに確実に行うことが求められます。CTRからDWを設定しますが、CTRはDW設定において複数存在する判定因子の一つにすぎないことを、認識することが必要です。DWは、透析が安定してできる体重を設定する必要があります。臨床現場において、簡便かつ迅速に測定可能なCTRは、透析患者の管理において有用です。

医療法人博友会友愛クリニック　加藤仁　かとう・ひとし

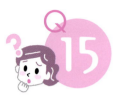

Q15 心電図検査から何がわかるの？どのくらいの頻度で検査するの？

ズバリお答えします！

心電図の波形を解析することで、心筋の異常、心臓の拍動リズムや心筋の厚さなどがわかります。心電図は、刺激伝導系障害、心筋の肥大など心筋障害の質評価に有用です。定期検査としての心電図記録は、1～3ヵ月ごとに実施します。薬剤使用開始時には随時、確認する必要があります。

心電図とは

　心電図は、心臓が収縮するときに発生する筋肉（心筋）の電気信号を波形として記録したものです。手足および胸部に電極を貼りつけ、体の外側より心臓の電気的な活動状態を観察します。心電図を観察することで、心筋のダメージの種類や障害された部位を推察することができます。正常の心電図は、P波、QRS波、T波より構成されています。P波は、洞結節にスイッチが入る電気信号を感知し、心筋の基本的な活動を表しています。PQ時間は、電流が心房から房室結節に流れる時間（房室伝導）を示します。房室結節に到達した伝導刺激は、その後心室全体に電気が流れて一様に心臓の収縮をもたらし、QRS波で検出します。収縮した心臓は、再度収縮するために十分な弛緩が必要であり、T波はこれに相当します。

心電図からわかること

　心電図の波形を解析することで、心筋の異常、心臓の拍動リズムや心筋の厚さなどがわかります。正常な心電図と比較して変化を認めた場合には、心

表1 ● 冠動脈の支配領域と心電図

冠動脈		灌流する心筋	心電図の誘導
右冠動脈（RCA）		下壁	II、III、aV_F
左冠動脈（LCA）	前下行枝（LAD）	前壁	V_1-V_4
	回旋枝（LCx）	側壁	V_5、V_6、I、aV_L

筋梗塞や不整脈、心肥大などが疑われます。つまり心電図は、刺激伝導系障害、心筋の肥大など心筋障害の質評価に有用です。

　検査では、電極を両側手関節および足関節部に4ヵ所（肢誘導）と前胸部に6ヵ所（胸部誘導）に装着し、計12個の誘導を記録します。肢誘導は垂直（縦）方向から、胸部誘導は水平（横）方向から心臓を観察できます。心筋の異常が検出された場合には12個の誘導により、心臓のどの部位に異常が存在するかを360°から推察します。したがって、心電図検査は心筋障害に至った部位の診断にも有用です。

1) 心臓の栄養血管（冠動脈）と心電図（表1）

　心臓は、心筋という筋肉が収縮することで血液を全身に送るポンプの役割を果たしています。心筋自体も栄養血管が必要であり、大動脈弓の起始部から分枝する冠（状）動脈が心筋に栄養を供給しています。冠動脈は、心臓の下方（下壁）を栄養する右冠動脈（RCA）と、前方（前壁）を栄養する左冠動脈の前下行枝（LAD）、側方（側壁）を灌流する左冠動脈の回旋枝（LCx）に枝分かれします。心電図の変化を来した誘導は、心筋の異常を来した部位であり、冠動脈のどの部位に障害を来しているかが推察できます。

2) 一般的に心電図をどう読む？（図）

　心電図は、P波からT波までを左方から順に観察することで、所見の観察漏れを予防することができます。一般的には、①P波の有無、②PQ時間、③R波の増高、④QRS幅、⑤ST-T変化、⑥T波異常の順で確認します。

　P波が明白ではなく、R-R間隔が不整である場合には、心房細動などの不整脈と判断されます。PQ時間が0.20秒以上の場合には、PQ時間延長と判

臨床症状		心電図所見	心電図の変化
心筋虚血		ST上昇もしくは低下	ST上昇 / ST低下
		陰性T波	陰性T波
伝導障害		PQ延長（房室ブロック）	PQ延長
		rR'パターン（脚ブロック）	V₁ rR'パターン ／ V₆ rR'パターン・陰性T波
電解質異常	カリウム	テント状T波・U波	テント状T波 ／ U波
	カルシウム	QTc短縮もしくは延長	QTc延長

図 ● 代表的な心電図異常

断され、I度以上の房室ブロックが疑われます。R波が増高しているときは、左室肥大が疑われます。QRS幅が拡大している時は、右脚・左脚ブロックもしくは古い心筋梗塞が疑われます。ST部分が水平に低下している場合は狭心症などの心筋虚血、水平に上昇している場合には心筋梗塞の急性期や心筋炎が疑われます。T波が平定化もしくは陰転化しているときは心筋虚血を示唆します。T波が増高し、尖った状態（テント状T波）であれば、高カリウム血症の影響が危惧されます。

3）心電図からわかる心筋障害の分類（表2）

　心電図検査から、心筋のさまざまな状態を観察することができます。ST部分からは狭心症や心筋梗塞などの冠動脈病変、PQ時間やQRS波からは刺激伝導系異常、T波やQTc時間などからはカリウムやカルシウムなどの電解質異常の心筋に対する影響などが観察できます。それぞれの変化をパターン化して記憶することで、臨床現場で迅速な対応が可能となるでしょう。

表2 ● 心電図からわかる心筋障害の分類

- 器質的変化
  心筋の虚血性変化（狭心症・心筋梗塞など）：ST上昇、ST低下、陰性T波
- 機能性変化
  ①薬物の影響→房室ブロック：ジギタリス製剤、β遮断薬など
  ②電解質異常
    高カリウム血症：T波の増高（テント状T波）
    低カリウム血症：T波の平定化（U波）
    高カルシウム血症：QTc短縮
    低カルシウム血症：QTc延長

　心電図変化を用いて診断可能な心筋障害は、その種類によって臨床的な対応が違います。ST変化や陰性T波でわかる冠動脈病変は、心筋の虚血性変化をもたらし、心筋の器質的変化をもたらします。房室ブロックや不整脈は、交感神経遮断薬などの薬物の影響も考慮しなければなりません。T波異常やQTc時間はカリウムやカルシウムなどの電解質異常に関連しているかもしれません。これらの心電図変化にかかわる病態を分類することは、その対応の必要性や緊急性の判断に重要となってきます。

　狭心症や急性心筋梗塞が疑われた場合には、急性の変化と判断し速やかに循環器専門医の診断を要します。房室ブロックや電解質異常に伴う変化が疑われた場合には、亜急性変化と判断し状況の確認が必要です。状況確認では、電解質の濃度を検査するとともに、現在投与されている心臓に影響する薬剤の有無を確認します。左室肥大や陳旧性心筋梗塞が疑われた場合には慢性変化と判断し、水分や血圧の調整を検討します。このように病態を時相別に考え直すことは、その後の対応の重要度や緊急性の理解を容易にします。

心電図はどのくらいの頻度で実施する？（表3）

　一般に、透析室では1～3ヵ月ごとに定期検査として心電図検査を実施しています。透析患者は、冠動脈病変の合併が多く、さらに除水を遂行する透析中に胸痛を来すこともあります。このような胸痛は、虚血性心疾患の急性

表3● 心電図の検査間隔

- 定期検査
  検査間隔：1〜3ヵ月ごと
  意義：胸痛など心臓由来のイベント発症時の比較
- 随時検査
  検査間隔：一定ではない
  ①徐脈・頻脈・不整脈などの脈異常の発生時
  　・ジギタリス製剤・交感神経遮断薬などの開始後
  　・心原性と考えられる意識障害が発生したとき
  ②極端な電解質異常が検出されたとき
  　・透析開始時の極端なカリウム濃度異常
  　・カルシウム受容体作動薬の開始時

発症を示唆します。そのときに必要なものとして、非発作（非胸痛）時の基本的な心電図です。その基本心電図としての記録は、定期検査として実施されています。つまり、急性病態における比較対象として必要となる定期検査は、1〜3ヵ月ごとに実施するのがよいでしょう。

　透析患者には多くの薬剤が投与されています。脈拍異常や不整脈が検出された場合には、心電図検査の実施にて原因を検討する必要があります。高度の高カリウム血症は、非可逆性の不整脈を来す可能性があり、心電図検査で心筋への影響の程度を確認する必要があります。また最近では、二次性副甲状腺機能亢進症の治療薬として、カルシウム受容体作動薬が使用されています。カルシウム受容体作動薬はPTH分泌を抑制し、続発的に血清カルシウム値を低下させます。カルシウム値の低下は、心電図でQTc延長を示し、不整脈のリスクを警告します。カルシウム受容体作動薬を開始する際には、ジギタリス製剤や交感神経刺激薬使用時と同様に、随時（非定期）心電図でカルシウム値の変化に伴う影響を確認します。

医療法人博友会友愛クリニック　加藤仁　かとう・ひとし

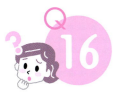

Q16 心エコー検査から何がわかるの？どのくらいの頻度で検査するの？

ズバリお答えします！

心臓超音波検査（心エコー）は、胸部X線や心電図ではわからない心臓の動きや機能の定量化ができます。また弁の異常もとらえることができます。透析導入時にはかならず行い、大きな問題がなくても年1回程度は施行したほうがよいでしょう。

心臓超音波検査（心エコー）とは

心エコーは心筋の動きや血流の様子を画像としてとらえられるほか、これらを数値化できるため、経時的な心機能の評価が可能です。内シャント作製前、透析導入時にはそれぞれ施行して心機能を評価するとともに、ほかの検査との整合性を確認するとよいでしょう。明らかな異常がなければ6ヵ月から1年に一度行うことをおすすめします。また、心臓に関連する症状や所見がみられた場合には侵襲の低い検査ですから随時行いましょう。できるだけ透析前など条件を一定にして行うほうが比較が容易になります。透析患者において心エコーが診断に有用な例を**表**に示します。

心臓超音波検査（心エコー）の目的

心エコーは主として以下の目的で行われます。

1）心不全の鑑別

収縮不全は一般に駆出率（EF）40％未満を指します。一般的にEF低下が高度なほど心不全は重症で、予後は不良となります。透析患者の場合、原因は心筋虚血が多く、心室壁の菲薄化、冠動脈支配領域に一致した壁運動不良

表 ● 透析患者において心エコーが診断に有用な場合

- 左室肥大の検出と定量化
- 胸部X線上の心陰影拡大の評価
- 肺高血圧症の評価
- 心膜液貯留の診断
- 弁膜症の診断、治療方針の決定
- 感染性心内膜炎の疣贅(いぼ)の発見
- 拡張型心筋症や類似の心筋疾患の診断
- 肥大型心筋症の診断
- 心筋梗塞、合併症の診断
- 心臓内血栓や腫瘍（粘液腫など）の発見
- 心機能の評価（治療効果の判定、心筋梗塞後の左室心筋再構築の評価）

部位が確認できれば診断に役立ちます。拡張不全は、BNP高値にもかかわらずEFが低下しないことが特徴になります。所見としては①E/e'（拡張早期左室流入ピーク血流速度/中隔壁側僧帽弁輪部拡張早期速度）> 15、(8～15は拡張不全と正常が混在、8 >は正常)、②左房容積拡大、③三尖弁逆流速度増加、④左室流入血流伝播速度低下がみられます。透析患者では高血圧、体液過剰、貧血、糖尿病、虚血性心疾患など拡張障害の原因となる要素が多くあります。体液過剰で肺水腫になりやすいので、注意が必要です。

2) 弁膜症

急激な心不全症状の増悪（呼吸困難、肺水腫、透析中の血圧急落、除水困難、脳性ナトリウム利尿ペプチド〈BNP〉、N末端プロB型ナトリウム利尿ペプチド〈NT-pro-BNP〉の2倍近い増加）は、虚血性心疾患によるものが大半を占めますが、弁膜症のこともあるので確認が必要です。大動脈弁狭窄の場合、弁口面積1.0cm^{2}以下、弁圧格差50mmHg以上が手術の目安ですが、呼吸困難、失神などの自覚症状が出現したときには、手術侵襲に耐えられなくなっていることが多く、手術時期を逸さないためにも、中等症以上では3～6ヵ月間隔で心エコー検査が必要です。とくに透析患者は弁の石灰化の進行が速く、関連する血清リン値を5mg/dL以下にコントロールしたほうがよいと考えています。僧帽弁狭窄では弁口面積1.5cm^{2}以下が手術適応と

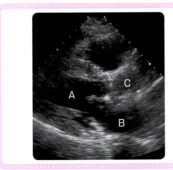

図 ● 心エコー
左室肥大、大動脈弁と僧帽弁の石灰化の様子。

なります。呼吸苦などの自覚症状が出現したときには頻回に検査を行う必要があります。大動脈弁逆流はカラードップラー幅 65％以上、逆流量 60mL/拍、逆流率 50％以上の場合に重症と診断され、無症状でも手術を検討する必要があります（図）。

3）下大静脈径

吸気時／呼気時の下大静脈径およびその比により体液量の過不足が判断でき、ドライウエイトの参考にしている施設が多いようです。肝静脈合流部より 2～3cm 中枢部の矢状断面で測定しますが、最大径 21mm 以下、呼吸性変動（呼気時最大径－吸気時最小径／呼気時最大径）50％以上程度が正常と考えられます。

4）心胸比（CTR）の内訳確認

胸部 X 線上の心胸比（CTR）を規定するのは、左心室内径と左室壁厚などですが、左心室内径は体液量の過不足を鋭敏に示すわけではないので、ドライウエイトの微妙な変更を判断するには使いにくいことがあります。心エコーを行うことで胸部 X 線ではわかりにくい心嚢水の貯留、心外膜脂肪も診断することができます。

医療法人社団布川会笹塚・代田橋透析クリニック院長　**布川朝雄**　ぬのかわ・ともお

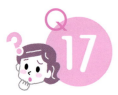

17 透析患者に造影剤を使用する検査をしてはいけないの？

　透析患者では、MRI 検査に使用するガドリニウム造影剤を除き、通常量を使用しても問題はありません。また、造影剤除去目的の透析も必要ありません。

透析患者における造影剤の使用

　透析患者に使用される造影剤には、CT や血管撮影用のヨード造影剤、MRI 造影剤、超音波用造影剤、眼底検査用造影剤、ヨードアレルギー患者用の炭酸ガスなどがあります。透析患者では、MRI 造影剤のガドリニウム以外は、通常量を使用しても問題はありません。また、造影剤除去目的の透析も必要ありません。透析患者に使用する造影剤の注意点を**表**に示します。

各種造影剤の特徴

1）ヨード造影剤

　CT 検査、脳血管造影検査、心臓カテーテル検査、シャント造影など、画像診断のために使用されます。一般的な副作用は約 0.3 〜 3％ [1,2] で、嘔気、嘔吐、かゆみ、蕁麻疹など軽度なものが多く、ショック、心停止、呼吸困難などの重篤例は 0.004 〜 0.04％です。5 〜 10 分以内に病院内で発症する即時性副作用が多く、病院外で起こる遅発性副作用の正確な頻度は不明です。

　造影剤腎症は、ヨード造影剤投与後 72 時間以内に血清クレアチニンが 0.5mg/dL または 25％以上増加すると定義され、その頻度は、eGFR 30 〜 44mL/min/1.73m^2 では約 3％、30mL/min/1.73m^2 未満では約 12％ [3] と

表 ● 透析患者に使用する造影剤の注意点

- ヨード造影剤：100mL 程度ならば問題なし。血液透析、腹膜透析のスケジュール変更は不要。大量*に使用する場合、高浸透圧性副作用**に注意が必要。
- MRI 造影剤ガドリニウム：腎性全身性線維症のリスクがあり禁忌。とくに腹膜透析では頻度が高い。
- 眼底検査用フルオレセイン：通常使用で問題なし。
- 超音波用造影剤：通常使用で問題なし。
- 炭酸ガス造影：通常使用で問題なし。

＊150 〜 200mL 以上。
＊＊造影剤注入により血管内の浸透圧が上昇する。これを平衡化するため組織間液が血管内に流入、循環血液量が増加し、心不全、肺浮腫が起こる。

腎機能が不良なほど増加します。しかし、すでに無尿で腎機能が廃絶した透析患者に造影剤腎症は起こりません。

　分子量 800 前後のヨード造影剤は、4 時間の血液透析で 60 〜 90％が除去されます[4]。「腎障害患者におけるヨード造影剤使用に関するガイドライン 2018」[5]では「すでに腎機能が途絶している慢性透析患者に対する造影剤使用は高浸透圧による循環血漿量増加を含めた容量負荷の問題がなければ使用は可能であり、造影剤使用後に透析を施行する必要はない」と記載されています。また、欧州放射線学会ガイドライン[6]にも造影検査後の血液透析は不要と記載されています。血液透析患者 10 例に 40 〜 225mL の造影剤を使用し、血圧、心電図、血中蛋白濃度、浸透圧、細胞外液量、体重の変化を詳細に検討した報告[7]があります。いずれにも有意な変化はなく、うっ血性心不全の合併もみられませんでした。また、血液透析患者に 100mL の造影剤検査を 2,056 件行った検討[8]では、透析スケジュール変更なしで大きな問題はありませんでした。

　使用頻度の高い低浸透圧造影剤は、低浸透圧という名称にもかかわらず、生理食塩液の 2 〜 4 倍の浸透圧比があります。150 〜 200mL 以上の大量造影剤を短時間に静脈内注入した場合、心不全、肺うっ血など高浸透圧による副作用の出現する可能性があり、注意が必要です。

2）MRI 造影剤：ガドリニウム造影剤

　ガドリニウム造影剤は銀白色の重金属で、強い毒性と体内蓄積性があります。MRI 造影剤に利用するため、尿中へ排泄されるキレート構造がつけられ、安全性が確保されました。しかし、腎不全患者には使用禁忌の薬剤です。排泄遅延により血中濃度が上がり、腎性全身性線維症（nephrogenic systemic fibrosis；NSF）という疾患が発症[9, 10]するためです。この疾患は、ガドリニウム造影検査の数日〜数ヵ月後、まれに数年後に発症します。四肢の皮膚発赤、硬化、疼痛などが出現し、進行すると四肢関節の拘縮を起こし、活動が著しく制限されます。有効な治療法がなく死亡例も報告されています。

　ガドリニウム造影剤は1回の血液透析で約75％が除去されますが、除去によりNSFが予防できるというエビデンスはありません。とくに、腹膜透析患者ではNSFの発生頻度がきわめて高いため注意が必要です。また、eGFR 30mL/min/1.73m² 未満の慢性腎臓病患者や急性腎不全患者も使用禁忌です。

　腎機能正常者に使用するガドリニウム造影剤は、速やかに尿中排泄され、副作用はほとんどないと考えられていました。しかし、最近では、健常人の脳への蓄積が報告されており注意が必要な重金属の一種です。

3）フルオレセイン造影剤

　眼科領域で蛍光眼底検査に使用します。分子量約330の蛍光色素で、入浴剤の着色料にも用いられます。一般的な副作用は 1.1〜11.2％、嘔気、くしゃみ、頭痛、瘙痒感、発疹など多くは軽度の症状です[11]。喉頭浮腫、アナフィラキシーショック、死亡例の報告もあります。透析患者の副作用の頻度は不明ですが、透析患者の半減期は21時間[12]と健常人の約10倍で、皮膚や結膜の黄染が長引きます。しかし、無症状で腎毒性はなく、あわてて透析する必要はありません。

4）超音波造影剤

　超音波造影剤は、おもに肝臓腫瘤や乳房の検査などに用いられます。リン脂質の被膜のなかに安定化剤と空気を閉じ込めてつくった、直径2〜3μm

の極小の粒（マイクロバルブ）でできています。静脈注射後は体内を循環し、肺から呼吸により体外へ排出されます。副作用はほとんどなく、腎不全患者にも使用可能です。

5）炭酸ガス造影

ヨードアレルギー患者のシャント造影などに使用されます[13, 14]。炭酸ガスは静脈注射後、速やかに血液中に吸収され体内を循環し、肺から排出されます。腎毒性やアレルギー反応の心配はありません。肺動脈静脈瘻、心臓左右シャント疾患では脳塞栓の可能性があり使用できません。

腹膜透析（PD）とヨード造影剤

「腎障害患者におけるヨード造影剤使用に関するガイドライン2012」[15]には「腹膜透析患者への造影剤投与は残存腎機能低下のリスクとなる可能性があるが、尿量が十分保たれていれば、造影剤100mL程度では残存腎機能に影響を与えないという報告もある」と記載されています。尿量1,300～1,800mL/日のPD患者に約100mLの造影剤を使用し、PDスケジュール変更なしで検討した報告[16, 17]では、1ヵ月、3ヵ月後の腎機能、腹膜機能、尿量は変化なく経過しました。また、尿量110mL/日のPD患者50例に平均82mLの造影剤を使用した報告[18]では、血液透析追加群6例と非追加群54例の間に合併症頻度の差はなく、両群とも3ヵ月後の腎機能低下、尿量低下はありませんでした。造影剤の半減期は約33時間と長く、96時間後の除去率は84％でした。PD患者は造影剤の血中濃度高値が遷延しますが、100mL程度の使用量なら大きな副作用はなく、血液透析による除去や、PDスケジュール変更の必要はないと考えられます。

引用・参考文献

1) Katayama, H. et al. Adverse reactions to ionic and nonionic contrast media. A report from the Japanese Committee on the Safety of Contrast Media. Radiology. 175 (3), 1990, 621-8.
2) 臼井和明ほか. 造影剤副作用報告書に基づく副作用発現状況の調査および先発品と後発品の評価. 日本職業・災害医学会会誌. 65 (6), 2017, 314-23.
3) Kim, SM. et al. Incidence and outcomes of contrast-induced nephropathy after computed tomography in patients with CKD : a quality improvement report. Am. J. Kidney Dis. 55 (6),

2010, 1018-25.
4) 君川正昭ほか. 慢性腎不全患者における心血管造影検査後の非イオン性ヨード造影剤の薬物動態（血中および尿中濃度からの検討). 日本透析医学会雑誌. 35 (12), 2002, 1515-21.
5) 日本腎臓学会ほか編. 腎障害患者におけるヨード造影剤使用に関するガイドライン 2018. 東京, 東京医学社, 2018, 150p.
6) Stacul, F. et al. Contrast induced nephropathy : updated ESUR Contrast Media Safety Committee guidelines. Eur. Radiol. 21 (12), 2011, 2527-41.
7) Younathan, CM. et al. Dialysis is not indicated immediately after administration of nonionic contrast agents in patients with end-stage renal disease treated by maintenance dialysis. AJR Am. J. Roentgenol. 163 (4), 1994, 969-71.
8) Takebayashi, S. et al. No need for immediate dialysis after administration of low-osmolarity contrast medium in patients undergoing hemodialysis. Am. J. Kidney Dis. 36 (1), 2000, 226.
9) 対馬義人. 腎性全身性線維症. 日本透析医会雑誌. 24 (1), 2009, 140-4.
10) NSFとガドリニウム造影剤使用に関する合同委員会. 腎障害患者におけるガドリニウム造影剤使用に関するガイドライン. 第2版. 日本腎臓学会誌. 51 (7), 2009, 839-42.
11) 眼底血管造影実施基準委員会. 眼底血管造影実施基準（改訂版). 日本眼科学会雑誌. 115 (1), 2011, 67-75.
12) 梅田優ほか. 蛍光眼底造影法に用いられる Fluorescein Sodium の透析性について. 日本透析療法学会雑誌. 26 (3), 1993, 319-22.
13) 宮内元史ほか. "炭酸ガス造影による透析内シャントの診断". アクセス2004. 腎と透析57巻別冊. アクセス研究会編. 東京, 東京医学社, 2004, 63-6.
14) 田部周市ほか. 透析シャント造影検査における CO_2 の有用性. 日本透析医学会雑誌. 39 (1), 2006, 67-73.
15) 日本腎臓学会ほか編. 腎障害患者におけるヨード造影剤使用に関するガイドライン 2012. 東京, 東京医学社, 2012, 73-9.
16) Dittrich, E. et al. Effect of radio contrast media on residual renal function in peritoneal dialysis patients--a prospective study. Nephrol. Dial. Transplant. 21 (5), 2006, 1334-9.
17) Moranne, O. et al. Effect of iodinated contrast agents on residual renal function in PD patients. Nephrol. Dial. Transplant. 21 (4), 2006, 1040-5.
18) Hatakeyama, S. et al. Clearance and safety of the radiocontrast medium iopamidol in peritoneal dialysis patients. Int. J. Nephrol. 2011, 2011 : 657051. doi : 10.4061/2011/657051.

医療法人立川メディカルセンター立川綜合病院腎臓内科主任医長　青柳竜治　あおやぎ・りゅうじ

18 足関節/上腕血圧比（ABI）から何がわかるの？ どのくらいの頻度で検査するの？

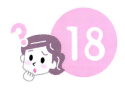

ABI（足関節/上腕血圧比）は下肢動脈の血流低下を表す数値です。ABI測定では末梢動脈疾患（PAD）の診断ができます。日本透析医学会は最低年1回のABI検査を推奨しています[1]。

ABIとは

ABI（ankle-brachial Index、足関節/上腕血圧比）は下肢動脈の血流低下を表す数値です。足首血圧を分子に、上腕血圧を分母に代入して計算します。一般に足首血圧（分子）は上腕血圧（分母）より高く、ABIは1以上になりますが、下肢の動脈狭窄や閉塞で血流が低下すると、足首血圧（分子）が下がり、1未満となります。ABIの基準値は1.00～1.40[2]で、低値の場合は足に向かう動脈の内腔が狭くなっていることを疑います。また、高値の場合は血管の壁がかたくなっていることを疑います。

ABI測定では末梢動脈疾患（peripheral artery disease；PAD）の診断ができます。PADとは、動脈硬化によって動脈の内腔が狭くなり、四肢末端に十分な血液が流れなくなる疾患です。下肢動脈の血流が低下すると、十分な酸素が行き届かなくなり、歩行時にふくらはぎのしびれや冷感、痛みが出現します。さらに病状が進行すると、安静時にも症状が現れ、足趾やくるぶしの皮膚が紫に変色し、壊疽や潰瘍を形成するようになります。無症状のものを含め、PADの頻度は健常人で3～10%[2]、透析患者では12～38%[3～12]と報告されています。

ABIの測定方法と意味

　ABIは血圧脈波装置を使用し仰臥位で測定します。一般患者では両足首、両腕の4点測定ですが、血液透析患者でシャントがある場合、両足首と非シャント側上腕の3点測定となります。上腕血圧に左右差がある場合、高い数値を選択し、分母に代入します。ABIは非侵襲的でわずか数分間の簡易な検査ですが、PADを高い精度で検出することができます。ABIが0.9未満の場合、PADを疑います。疾患の陽性、陰性を分ける最適な値をカットオフ値といいますが、健常人の症候性PAD患者では、ABI 0.9をカットオフ値とすると感度（陽性例を正しく陽性と判定する）95％、特異度（陰性例を正しく陰性と判定する）100％となります[2]。

透析患者のABI値

　透析患者のABI値の報告を表[3, 6, 10, 12, 13, 16, 17]に示します。一般人と比べ平均値はやや低く、SD（標準偏差）値および分布範囲が大きくなっています。ヒストグラムでは、一般人が正規分布をしているのに対し、透析患者では左裾広がりの不正規な分布をしています（図）[13]。それぞれの報告で年齢、性、原疾患、透析歴は違いますが、当院も含め、ABIは同様の不正規な分布形式でした。

　透析患者の動脈硬化には、内膜にアテローム変化が起こり内腔が狭くなるタイプと、中膜石灰化のため血管壁が肥厚してかたくなるタイプがあります。この中膜石灰化タイプでは、足首のマンシェットの加圧で血管内腔が十分に圧迫されないため足首血圧が高値を示し（分子が上昇）、ABIが高くなります。透析患者のPAD診断精度をABIと造影CT検査で比較した報告では、ABIのカットオフ値を健常人と同じ0.9未満に設定すると、特異度は100％ですが、感度が30％に落ちてしまいます[14]。透析患者のABIにばらつきがあることや、石灰化が強い場合は血流低下にもかかわらず足首血圧が上昇し、見かけ上ABIが上昇することなどが健常人との違いと考えられます。透析患

表 ● 透析患者のABI値 (文献 3、6、10、12、13、16、17)

報告者	報告年	患者数(人)	平均値	SD	範囲	0.9未満(%)	1.3以上(%)
Fishbane S, et al [3]	1996	132	—	—	—	35	—
Ono K, et al [13]	2003	1,010	1.07	0.24	0.10～1.80	16.5	10.9
岡本ら [6]	2006	140	—	—	—	10.0	—
Kuwahara M, et al [16]	2014	300	1.13	0.13	0.58～1.42	6	—
徳井ら [17]	2015	133	—	—	—	16	2
Matuzawa R, et al [10]	2015	210	—	—	—	21.9	—
Harada M, et al [12]	2016	110	1.02	—	0.30～1.29	—	—
当院	2018	140	1.02	0.19	0.45～1.34	24	2

—：記載なし

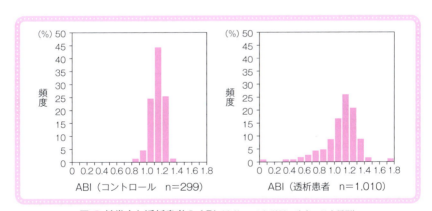

図 ● 健常人と透析患者のABI (文献13より引用、改変、日本語訳)
左：年齢、性を合わせた健常コントロール。ABI 1.14 ± 0.08（平均値 ± SD）。
右：維持透析患者。ABI 1.07 ± 0.24（平均値 ± SD）。

者ではABIのカットオフ値を0.97～1.06に上げると感度・特異度ともに改善すること、SPP測定（skin perfusion pressure、皮膚灌流圧）を併用し、カットオフ値を50～57mmHgとすると、PAD診断精度がよくなる

ことが報告されています[8, 10, 11, 14〜17]。

ABIと生命予後

　ABIが0.9未満に低下した透析患者は、PADの有無にかかわらず入院や心血管病合併のリスクが高く、生命予後が不良です[3, 7, 9, 13]。ABIが低値の患者は、無症状でも脳や心臓病の精査が必要です。PADで症状があるのはわずか25％で、大部分が無症状と報告されています。また、経時的にABIが低下する場合も予後不良です。7年間の観察で、患者の58％にABI低下がみられました。年間0.018±0.045とわずかな変化ですが、低下例の生命予後は不良で、狭心症や急性心筋梗塞、心不全を高頻度に発症していました[16]。

測定頻度

　日本透析医学会は最低年1回のABI検査を推奨しています[1]。今のところ、適正な頻度についての検討や明確な指針はありません。透析患者の場合、ABI単独ではPAD診断の精度が落ち、見逃しがあるため、日ごろのフットチェックで問診、視診、触診を行い、変化や異常がある患者にはSPP検査や下肢動脈エコー検査、下肢造影CTなどを併用するのがよいと考えます。とくに糖尿病患者、脳血管病の既往のある患者、PAD治療中の場合、ABIは3〜6ヵ月に1回の評価がよいのかもしれません。

　2016年には、透析患者の下肢PADの早期発見、重症化予防のため下肢末梢動脈疾患指導管理加算が算定されました。ABI 0.7以下、SPP 40mmHg以下の場合、専門病院への紹介が推奨されていますが、この数値ではすでにPADが進行している可能性が高く、PADと診断されたら早期に治療介入するのがよいと考えます。

引用・参考文献

1) 日本透析医学会. 血液透析患者における心血管合併症の評価と治療に関するガイドライン：末梢動脈疾患. 日本透析医学会雑誌. 44 (5), 2011, 412-8.
2) Norgren, L. et al. Inter-Society Consensus for the Management of Peripheral Arterial Disease (TASC II). J. Vasc. Surg. 45 (Suppl), 2007, S5-67.

3) Fishbane, S. et al. Ankle-arm blood pressure index as a predictor of mortality in hemodialysis patients. Am. J. Kidney Dis. 27（5）, 1996, 668-72.
4) Cheung, AK. et al. Atherosclerotic cardiovascular disease risks in chronic hemodialysis patients. kidney Int. 58（1）, 2000, 353-62.
5) Nakamura, S. et al. Clinical characteristics and survival in end-stage renal disease patients with arteriosclerosis obliterans. Am. J. Nephrol. 22（5-6）, 2002, 422-8.
6) 岡本好司ほか．透析患者における下肢閉塞性動脈硬化症：無侵襲診断法について．脈管学．46(6), 2006, 829-35.
7) Rajagopalan, S. et al. Peripheral arterial disease in patients with end-stage renal disease: observations from the Dialysis Outcomes and Practice Patterns Study (DOPPS). Circulation. 114（18）, 2006, 1914-22.
8) Ogata, H. et al. Detection of peripheral artery disease by duplex ultrasonography among hemodialysis patients. Clin. J. Am. Soc. Nephrol. 5（12）, 2010, 2199-206.
9) Otsubo, S. et al. Association of peripheral artery disease and long-term mortality in hemodialysis patients. Int. Urol. Nephrol. 44（2）, 2012, 569-73.
10) Matsuzawa, R. et al. Clinical Characteristics of Patients on Hemodialysis With Peripheral Arterial Disease. Angiology. 66（10）, 2015, 911-7.
11) 安部貴之ほか．透析患者の末梢動脈疾患に対するABI（ankle brachial pressure index），SPP（skin perfusion pressure）の有用性．日本透析医学会雑誌．49（10）, 2016, 669-76.
12) Harada, M. et al. The Optimal Cut-off Value of Ankle Brachial Index for Screening Cardiovascular Disease Risk in Hemodialysis Patients. Shinshu. Med. J. 64（3）, 2016, 135-46.
13) Ono, K. et al. Ankle-brachial blood pressure index predicts all-cause and cardiovascular mortality in hemodialysis patients. J. Am. Soc. Nephrol. 14（6）, 2003, 1591-8.
14) Okamoto, K. et al. Peripheral arterial occlusive disease is more prevalent in patients with hemodialysis: comparison with the findings of multidetector-row computed tomography. Am. J. Kidney Dis. 48（2）, 2006, 269-76.
15) Ohtake, T. et al. Impact of lower limbs' arterial calcification on the prevalence and severity of PAD in patients on hemodialysis. J. Vasc. Surg. 53（3）, 2011, 676-83.
16) Kuwahara, M. et al. Rate of ankle-brachial index decline predicts cardiovascular mortality in hemodialysis patients. Ther. Apher. Dial. 18（1）, 2014, 9-18.
17) 德井好恵ほか．透析患者における下肢動脈閉塞病変に対するABI，SPPによるスクリーニングの有用性とカットオフ値の検討．日本血液浄化技術学会雑誌．23（3），2015，526-30.

医療法人立川メディカルセンター立川綜合病院腎臓内科主任医長　青柳竜治　あおやぎ・りゅうじ

Column 1

透析患者の内視鏡検査は透析日に行っていいの？

　内視鏡検査は観察する臓器により種類が分かれます。また観察のみ、生検、治療で種類が分かれます。

　「上部消化管内視鏡検査」は食道、胃、十二指腸をまとめて検査します。通常は口から内視鏡を挿入し観察しますが、最近は鼻から入れられる細い内視鏡（経鼻内視鏡検査）も行っています。検査の内容が観察のみ、あるいは生検であれば、透析日に行うことが可能です。透析日の場合には、透析前に行うほうが望ましいです。服用している薬は、検査後に内服します。生検した場合には、当日のみ抗凝固薬はヘパリンを低分子ヘパリンやナファモスタットメシル酸塩に変更します。「上部消化管内視鏡検査」には、ほかに胃がんなどに対して行う「内視鏡的粘膜切除術（EMR）」「内視鏡的粘膜下層剝離術（ESD）」があります。これらは検査当日に経過観察が必要ですので、検査当日に透析をすることはできません。「下部消化管内視鏡検査」は、大腸全体を検査します。検査の内容は、観察のみ、生検、EMRがあります。いずれの検査も検査前日および当日に下剤を内服し、検査当日は経過観察が必要ですので、検査当日に透析をすることはできません。

　内視鏡検査は、ほかに胆嚢、胆管、膵管を調べる「内視鏡的逆行性胆道膵管造影（ERCP）」、小腸を調べる「小腸内視鏡」、カプセルを用いた「カプセル内視鏡」があります。「ERCP」と「小腸内視鏡」は、検査当日は経過観察が必要で、検査当日に透析をすることはできません。「カプセル内視鏡」は小腸の検査のときは、カプセルを飲み込んだ2時間後には水分摂取が、4時間後には軽い食事も可能ですので、透析当日の検査も可能です。大腸の検査のときは、カプセルを飲み込んだ後に、蠕動を促すため4時間は歩いて過ごすため、検査当日に透析をすることはできません。

医療法人虹領会土浦ベリルクリニック院長　山田幸太　やまだ・こうた

第2章

血液生化学検査のギモン

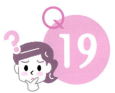

透析患者の採血は何のために行うの？
いつ、どのくらいの頻度で行うの？

ズバリお答えします！

透析患者の採血は、①透析治療が適正に行われているか、②食事内容は適切か、③薬をきちんと飲めているかを確認するために行います。腎不全で恒常性が失われている透析患者に対して定期的に採血検査を行い、健全な生理的体内環境に近づけられているか（恒常性の保持）を厳密に監視する必要があります。

透析患者の採血

1）採血のタイミングと評価

透析患者の採血のタイミングは、「中2日」の週明け、すなわち月・水・金の3回透析であれば月曜日の透析前に、火・木・土の3回透析であれば火曜日の透析前に行います。末期腎不全である透析患者の1週間のなかで、生体内の老廃物の貯留が最大となるこのタイミングで採血を行い、現在の状態が生体の「生理的許容範囲」に入っているかどうかを確認します。同時に生活習慣（患者側の要素）、透析治療内容（医療側）、薬の種類・量（医療側）、きちんと内服しているか（患者側）などの評価・判断材料にもします。

2）採血の頻度

どのくらいの頻度で採血を行うかは、医療機関や医師の考え方によるので一括りにはできません。医療費抑制という国の政策に伴う費用対効果の観点も大切です。採血頻度の決定根拠で確かなのは、個々の患者の状態です。透析導入期は、不均衡症候群やヘパリン起因性血小板減少症（HIT）の監視が必要なため「週に1回」が基準になります。その後、外来通院に移行すれば、

多くは安定期に入るので「2〜4週に1回」が目安になります。ただし、病状が重くなったり、自己管理不良で不安定な状態のときは「1〜2週に1回」と、一時的に頻度を多くすることもあります。また、どのような薬を投与されているのかにもよります。シナカルセト塩酸塩（レグパラ®）、エボカルセト（オルケディア®）、エテルカルセチド塩酸塩（パーサビブ®）などの低カルシウム血症を起こし得る薬、とくに薬の導入期は、採血による監視頻度をふだんより多くすることがあります。

生活習慣の確認

　生体には「つねに体内環境を一定の状態に保つはたらき」（恒常性、ホメオスタシス）があります。腎臓は生体の恒常性を保つために不可欠な臓器です。腎臓によって、血液を含む体液の成分とそのバランスは厳密に保たれています。なかでも水、電解質、酸塩基平衡の維持は生命維持にとくに重要です。つまり、ヒトは尿を出すことで、血中の電解質やpH、体内の水分量、体液の浸透圧や血圧などの恒常性を保っているのです。ところが末期腎不全になると乏尿もしくは無尿となり、恒常性を保持できずにさまざまな体調不良を起こすばかりか、場合によっては死に至ります。そこで生命を維持するために透析治療を導入するわけです。しかし、その透析治療（人工腎臓）の能力は無限ではありません。透析治療の「老廃物や余計な水分を除去する」という「失われた恒常性を代替する能力」には限界があります。

　失われた恒常性をどの程度取り戻せるかについては、透析治療（医療者側の努力、工夫）だけでは不十分なことが多く、「患者の生活習慣が適正に守られているか」にも大きく依存します。ですから、医療者は食事指導を行い、医師は必要に応じて薬の処方も行います。

食事指導の必要性

　食事指導については、血中尿素窒素（BUN）やリンの値をみることで、たんぱく質をとりすぎていないか、少なすぎないか、また、カリウム値をみる

ことで、カリウムをとりすぎていないか、もっとカリウムを多く含む果物、野菜摂取の自由度を広げてよいと許可するかなども同時に考え、患者教育をします。そのときに注意したいのは、医療者が「上から目線」で制限するのではなく、あくまで「ポイント」をわかりやすく伝えるように努めることです。必要以上に無理させることなく、ある程度「食事の自由度」を患者に確保する観点も必要です。あれもダメこれもダメといわれることほどストレスのたまることはありません。「患者の人生を楽しく充実したものに導く」ことも医療者の大きな役割です。そうすることで、厳しすぎる食事制限に伴う栄養不足、過度のストレスによる心の不調も予防できると思います。

患者の命を預かる医療者として

　採血結果が出て最初にみる項目は、患者のQOLの高さに直結するヘモグロビン値、電解質（とくにカリウム、カルシウム、リン）、二次性副甲状腺機能亢進症を確認するPTHです。その後、肝機能障害はないか、脂質管理や感染症は大丈夫か、などを詳細にわたり点検します。

　透析は「体内の血液を一度全部外に出し、老廃物を取り除き（血液浄化）、体のなかに戻す」というきわめて専門性が高く、危険性も高い体外循環治療です。しかも入院ではなく外来で行う場合、安全性を担保するにはさらにハードルが高くなります。透析に従事する看護師は、その専門性の高さ、人の命を預かるという責任の重さを自覚し、不断の努力を続けると同時に、高い生命倫理観、使命感をつねにもっていなければなりません。そしてまた、患者の人生観もよく聞き、受け入れ、優しく寄り添う、という視点もつねに心にもっておくべきだと思います。

医療法人五星会菊名記念クリニック院長　**内村英輝**　うちむら・ひでき

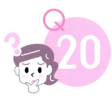

Q20 透析前だけでなく透析後に血液検査を行うのはなぜ？

「透析でどれほど体がきれいになったか」を知るためです。つまり、透析で老廃物（溶質）を十分に除去できたか、透析が患者に適正に行われているか、すなわち「透析不足や過剰透析に陥っていないか」を点検、確認するためです。

溶質除去

溶質除去は「老廃物（尿素）をどれほど除去できたか」で代表され、透析前後の BUN 変化率で判断します。除去効率の指標である「尿素の標準化透析量：Kt/V」1.2 以上、目標値 1.4 以上で管理します。除去効率が低い場合、透析治療の内容（血流量や透析時間、透析膜の大きさや種類）に工夫すべき点はないか考えます。

溶質除去効率が低い場合のみならず、体液量過剰が是正されない場合も「透析不十分（underdialysis）」と判断します。その場合、患者の体内環境をととのえるために、十分な透析量を確保する必要があります。透析量の確保でもっとも大切な要素の一つが治療時間です。1 回あたりの透析時間を延長するか、透析回数を増やす（月 14 回まで保険診療可）という 2 つの方法があります。1 回あたり 4 時間から 5 時間にする、または透析を今月は 1 回追加するなど、必要に応じて患者に解決方法を提案し、一時的にでも透析量を増やします。もちろん並行して患者に食事指導を行います。

逆に「過剰透析（overdialysis）」と判断した場合、透析時間の短縮や血流量の減少、透析膜面積の縮小化などを検討します。肝疾患での低カリウム血

症、合併症悪化での低栄養、老衰による終末期なども考慮します。

腎臓のはたらきと透析の役割

1）尿素サイクルの役割

　尿毒症を考える際に重要なのは、老廃物を増加させるのはたんぱく質やアミノ酸であるということです。ヒトは、食事でとった栄養素（おもに炭水化物、脂質、たんぱく質）を燃やしエネルギー源にしています。このうち炭水化物と脂質は、炭素（C）、水素（H）、酸素（O）で構成され、燃えて水（H_2O）と二酸化炭素（CO_2）になり、CO_2 という不要物は肺から外に出されます。しかし、たんぱく質は C と H と O のほかに窒素（N）も多く含んでいます。たんぱく質の最小単位はアミノ酸で、「アミノ」とは「窒素（N）を含む」という意味です。アミノ酸は分解されると有毒なアンモニア（NH_3）を生じますが、この NH_3 濃度が一定以上にならないよう、細胞で生じた NH_3 は血液中に排出された後、肝臓に到達し、NH_3 に CO_2 と ATP を反応させ、シトルリン、さらにアルギニンを経由して、毒性の弱い尿素に変換して尿中に排出します。この代謝経路を「オルニチンサイクル（尿素サイクル、図）」と呼びます[1]。たんぱく質の代謝過程で生じた有毒なアンモニアを、肝臓での「尿素サイクル」で、毒性の少ない「尿素」という老廃物に変換合成し、尿中から体外へ排泄することでヒトの体は健康に保たれています。

2）透析治療

　生体には「つねに体内環境を一定の状態に保つはたらき」（恒常性、ホメオスタシス）があります。ヒトが尿を出すのも恒常性を保つためです。尿は腎臓のネフロンと呼ばれる微小な構造物のなかでつくられます。1 つの腎臓には約 100 万個のネフロンがあり、ネフロンは、糸球体と呼ばれる毛細血管の塊と、尿細管で構成されます。老廃物の大半を体外に排出するのが「ホメオスタシスの要である腎臓」という超高性能な血液浄化装置なのですが、末期腎不全になり排泄能力が低下すると、体液量や電解質のバランスをととのえられず尿毒症となり、体調不良や死をまねきます。そこで透析という「人工

メディカ出版の おススメ！

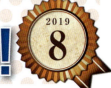
2019 8

新刊 看護技術 　　　　　　　　　　　　　　　　　　　**オールカラー**

アセスメントに自信がつく臨床推論入門
看護の臨床判断能力を高める推論トレーニング

病態や疾患などの"知識"と目の前の患者の"症状"を結び付ける思考プロセス「臨床推論技術」の基礎が身近な事例を通して学べる！

トレーニング事例集のダウンロードつき

■小澤 知子 編著

●定価（本体2,500円＋税）●B5判 ●112頁 ●ISBN978-4-8404-6872-5　web 301020550

新刊 看護管理 　　　　　　　　　　　　　　　　　　　**オールカラー**

CandY Link Books
"中堅どころ"が知っておきたい 医療現場のお金の話
イラストでわかる 病院経営・医療制度のしくみ

失敗例・改善例の実データや、実務につながる知識をビジュアル解説し、消費増税に伴う最新情報も網羅！リーダー・マネジャーの必読書！

病院経営のリアルを知る！実務につなげる！

■中西 康裕／今村 知明 著

●定価（本体2,800円＋税）●B5判 ●192頁 ●ISBN978-4-8404-6894-7　web 301050430

新刊 がん看護・ターミナルケア 　　　　　　　　　　　**オールカラー**

YORi-SOU がんナーシング2019年別冊
改訂2版 がん疼痛治療の薬
－オピオイド鎮痛薬・非オピオイド鎮痛薬・鎮痛補助薬・オピオイドの副作用対症療法薬－はや調べノート

好評書が最新情報を追加してパワーアップ！必須薬剤を網羅し、コンパクト＆わかりやすい解説で患者説明にも役立つ必携書！

すぐに使える ケアのポイントミニブック付き

■森田 達也 編

●定価（本体3,600円＋税）●B5判 ●192頁 ●ISBN978-4-8404-6891-6　web 302180171

※消費税はお申し込み・ご購入時点での税率が適用となります。　web メディカ出版WEBサイト専用検索番号

新刊 看護管理

ナーシングビジネス 2019年夏季増刊
問題がみるみる解決する
実践！看護フレームワーク思考 Basic20＋活用事例
現場で活用しやすいフレームワークを厳選、事例を通してフレームの選び方、組み合わせ方、落とし込み方がわかり、思考整理・問題解決に役立つ！

看護マネジメントでの活用法が事例でわかる

●定価（本体2,800円＋税） ●B5判 ●144頁 ●ISBN978-4-8404-6789-6 web 130211951

医療現場の"人間関係"のお悩み、解決します！

看護技術

医療現場の人間関係につまずき
「ナース向いてないかも…」
と思う前に試してみたいコミュ力アップ術25
自分または相手の「ありかた」を変え、状況を好転させるコミュニケーション術を紹介！身近なやりとりがうまくいくヒントが満載。

職場の人間関係に悩める看護師必読！

●岸 英光 監修　山本 美保 著
●定価（本体2,400円＋税） ●A5判 ●176頁 ●ISBN978-4-8404-6858-9 web 301020590

看護技術

ナースのためのアドラー流
勇気づけ医療コミュニケーション
メンタルヘルスの専門家・ミレイ先生が人間関係の悩みを解決！
自分をすり減らさずに仕事と向き合い、医療職として自分らしく生きるためのヒントを紹介！誰でもすぐにアドラー心理学が実践できる！

会話文＆マンガ風イラストの事例が満載！

●上谷 実礼 著
●定価（本体2,400円＋税） ●A5判 ●192頁 ●ISBN978-4-8404-6860-2 web 301020560

看護技術

教えて！ホメシカ先生
今どきナースのほめ方・しかり方
ゆとり世代の心に響くホメシカ理論の実践で、明日からの新人・後輩指導が変わる！
シーン別の指導方法やMPAによるタイプ別の部下との関わり方を紹介！信頼関係が深まり、離職が減少！

10事例で具体的な指導スキルが身につく！

●野津 浩嗣 著
●定価（本体2,400円＋税） ●A5判 ●176頁 ●ISBN978-4-8404-6494-9 web 301020390

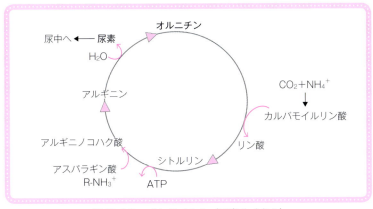

図 ● オルニチンサイクル（尿素サイクル）

腎臓」で本来の生体のはたらきを代用するわけです。しかしながら、失われた腎臓のはたらきをまるごと代用できるレベルには残念ながら到達していないのが、現在の人工腎臓の状況です。

　計算方法にもよりますが、人工腎臓（透析）で治療しても、本来の腎臓のはたらきの1割程度しか代用できていないとする報告があります[2]。治療時間を1週間（168時間）単位でみると、標準的な透析の治療時間はこのうちわずか12時間です。それゆえ「透析前後での採血」を定期的に行い、透析治療の内容を定期的に点検すると同時に、薬剤投与、食事指導を行います。本来、長い時間をかけて行う生体の腎臓の仕事の一部を短い時間で代用しようとする人工腎臓（透析）は、文字どおり非生理的な治療です。よほどの注意を払わなければ、患者が治療中に「体調不良」となります。

引用・参考文献

1) 杉晴夫. 栄養学を拓いた巨人たち. 東京, 講談社, 2013, 182-91.
2) Clark, WR. et al. Quantifying the effect of changes in the hemodialysis prescription on effective solute removal with a mathematical model. J. Am. Soc. Nephrol. 10 (3), 1999, 601-9.

医療法人五星会菊名記念クリニック院長　内村英輝　うちむら・ひでき

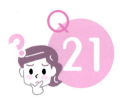

Q21 腹膜透析患者の血液検査はいつ、どのくらいの頻度で行うの？ 基準値は血液透析患者と同じなの？

ズバリお答えします！

　腹膜透析患者の血液検査は、曜日や時間に関係なく月に1〜2回の定期診察時に行います。腹膜透析患者の基準値のなかで、目標ヘモグロビン値は血液透析のように血液濃縮を考慮する必要がありませんので、血液透析に比べ高めに設定されていますが、ほかの検査値の基準値は腹膜透析と血液透析での違いを明確に定めたガイドラインはありません。

血液透析患者と腹膜透析患者の血液検査の頻度

　血液透析（HD）患者では月に1〜2回の週はじめの透析前に採血を行います。HDは短時間で溶質と溶媒を除去するため透析ごとに血液は濃縮され、透析後の血中尿素窒素、クレアチニン、カリウム、リン値などは大きく変化しますので、条件の悪い週はじめの透析前値を基準値にしています。

　腹膜透析（PD）は連続的な浄化法であるため、治療のタイミング（曜日や時間）にかかわらず血中ヘモグロビン、カルシウム、リン値などは比較的一定の値を示します。安定したPD患者の通院頻度は月に1回程度ですので、曜日や時間に関係なく診察時に血液検査を行います。ただし血中ヘモグロビン、カルシウム、リン、副甲状腺ホルモン（PTH）値などが管理目標値から著しく逸脱した場合、あるいは逸脱する危険性が高い場合、治療法を変更したPD患者の場合は、安定するまではより頻回に1〜2週間の診察ごとに、血液検査を行うこともあります。

腹膜透析患者のヘモグロビン値

　透析患者の生命予後に対する独立危険因子として、腎性貧血やカルシウム、リン異常があげられます。現在、貧血管理に関して国際的にはPD患者を保存期CKD患者、HD患者と分けて単独で示しているガイドラインはありませんが、2015年度版の腎性貧血治療のガイドライン[1]では、腎性貧血治療の目標値と開始基準をPD患者とHD患者で明確に分けています。

　成人のHD患者の場合、維持すべき目標ヘモグロビン値は週はじめの採血で10g/dL以上12g/dL未満とし、複数回の検査でヘモグロビン値10g/dL未満となった時点で腎性貧血治療を開始することを推奨しています。

　成人のPD患者の場合は、維持すべき目標ヘモグロビン値は11g/dL以上13g/dL未満とし、複数回の検査でヘモグロビン値11g/dL未満となった時点で腎性貧血治療を開始することを提案しており、PD患者の腎性貧血治療は、基本的に保存期CKD患者と同様に考える方針をとっています。この理由は、HDでは透析中の除水によって血液濃縮が生ずるのに対して、PDではこのような機序の血液濃縮機序は認められず、この点で保存期CKD患者の病態に近いことがあげられます。ただし、PD患者でもHDとの併用療法に入った際には、血液濃縮の観点からHDに準じて考えることが望ましく、週はじめの採血で評価し、基準値もHDと同じになります。

腹膜透析患者のリン値

　CKDで生じるミネラル代謝異常は、骨や副甲状腺の異常のみならず、血管の石灰化などを介して、生命予後に大きな影響を与えることが認識され、CKD-MBDという新しい概念が提唱されて診療ガイドライン[2]が上梓されています。そのなかでPD患者におけるリン、カルシウム、PTH値の目標値はHD患者に準ずると記載されていますが、PDは連続的な浄化療法であるため、1回の治療によりこれらの血中濃度が変化するHDとは大きく異なり、PD患者で高リン血症が認められた場合は、HD患者に比べ1日を通じて持

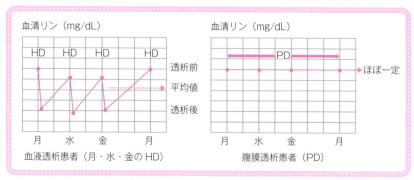

図 ● 血液透析と腹膜透析による血清リン濃度変化の違い

続的に高リン血症が持続していることが想定されます（図）。オランダの前向き調査の結果[3]、PD 患者では血清リン 5.5 mg/dL 以上、血清カルシウム・リン積 55 以上で有意に心血管関連死亡の危険が増すこと、とくに高リン血症による心血管病の死亡リスクは、HD では 1.5 倍であるのに対して、PD では 2.4 倍であり、PD 患者での厳密なミネラル管理の重要性が示唆されています。そのためステートメントとして PD 患者においては、これらの値が HD 患者における正常上限でも、増悪傾向にあれば是正を開始することが妥当である（グレードなし）と記載されていますが、それを裏づけるデータはなく、実臨床では PD 患者のリン上限値は HD 患者の上限値である 6.0mg/dL 未満とされています。

引用・参考文献

1) 日本透析医学会. 慢性腎臓病患者における腎性貧血治療のガイドライン. 日本透析医学会雑誌. 49 (2), 2016, 89-158.
2) 日本透析医学会. 慢性腎臓病に伴う骨・ミネラル代謝異常の診療ガイドライン. 日本透析医学会雑誌. 45 (4), 2012, 301-56.
3) Noordzij, M. et al. Mineral metabolism and cardiovascular morbidity and mortality risk: peritoneal dialysis patients compared with haemodialysis patients. Nephrol. Dial. Transplant. 21 (9), 2006, 2513-20.

川口市立医療センター腎臓内科部長 **石川匡洋** いしかわ・まさひろ

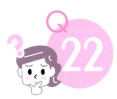

Q22 透析患者の感染症の検査はいつ、どのくらいの頻度で行うの？

透析室の感染対策は、「透析施設における標準的な透析操作と感染予防に関するガイドライン（四訂版）」[1]にのっとり行います。各種感染症によって、スクリーニング検査の実施頻度は異なります。

透析室における感染症対策

「透析施設における標準的な透析操作と感染予防に関するガイドライン（四訂版）」[1]は、平成11年度厚生省厚生科学特別研究事業「透析医療における感染症の実態把握と予防対策に関する研究班」の報告書「透析医療における標準的な透析操作と院内感染予防に関するマニュアル」を前身とする、国内で唯一の透析室における感染症対策に関するガイドラインです。ガイドラインの第5章には「各種感染症患者に対する感染予防」とあり、B型肝炎ウイルス（HBV）、C型肝炎ウイルス（HCV）、HIV（human immunodeficiency virus）などの具体的な説明があります。以下、スクリーニング検査に言及されている部分のみを抜粋します。

感染症のスクリーニング検査

1）HBVおよびHCV

透析導入時および転入時は、HBVおよびHCVスクリーニング検査（HBs抗原、HBs抗体、HBc抗体、HCV抗体）を行うことが推奨されています。

HBs抗原陽性患者にはHBe抗原、HBe抗体とHBV DNA検査を、HCV抗体陽性患者にはHCV RNA検査を行うことが推奨されています。HBs抗

原陰性患者でも、HBs抗体またはHBc抗体陽性であれば既往感染者と診断し、HBV DNAの検査を行うことが推奨されています。ただし、HBワクチン接種によるHBs抗体単独陽性例は除外されます。さらに透析室における維持透析患者は、6ヵ月に1回、HBs抗原、HBs抗体、HBc抗体、HCV抗体の検査を行うことが推奨されています。

2）HIV

透析導入時や他院からの転入時には、患者の同意を得て、HIVスクリーニング検査を実施することが望ましいとされています。

3）HTLV-1

HTLV-1はATL（成人T細胞性白血病・リンパ腫）およびHAM（HTLV-1関連脊髄症）の原因ウイルスですが、感染した場合でもこれらの生涯発症リスクはきわめて低く、キャリアからの経皮暴露による感染リスクはほとんどゼロと考えられること、また有効な暴露後予防策もないことから、感染対策上の観点からすべての透析患者を対象にHTLV-1抗体のスクリーニングを実施する意義は乏しいとされています。

4）結核

透析患者における潜在性結核感染の診断において、ツベルクリン反応よりもインターフェロンγ遊離試験（IGRA）（QuantiFERON TBゴールド、T-spot TBなど）が有用であるとされていますが、スクリーニング検査についての明確な言及はありません。透析患者は健常人と比べて、結核感染のリスクが高いこと、結核は社会的インパクトが強い感染症であり、透析施設内でのアウトブレイクの防止は必須であることから、昨今、透析導入時や転入時に、スクリーニング検査としてIGRAを行う透析施設もあるようです。

引用・参考文献

1）日本透析医会ほか．厚生労働科学研究費補助金エイズ対策研究事業．透析施設における標準的な透析操作と感染予防に関するガイドライン（四訂版）．2015．

医療法人埼友会埼友草加病院理事長　後藤博道　ごとう・ひろみち

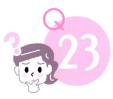

Q23 総蛋白、アルブミン値から何がわかるの？

　総蛋白（TP）は、アルブミン（Alb）と免疫グロブリン、そのほかの蛋白質から構成されます。透析患者ではTPとAlb値はともに栄養状態の指標の一つとして測定されますが、さまざまな要因により変動するため、解釈には注意が必要です。低Alb血症は透析患者の死亡リスク増加の危険因子にもなります。測定法により基準値は若干異なりますが、透析患者では血清TP値は6.6～8.1g/dL、血清Alb値は4.1～5.1g/dLとされています[1]。

総蛋白（TP）とアルブミン（Alb）

　蛋白質とは組織や細胞を構成する各種臓器や筋肉などの主成分であり、生命維持活動を担う重要な各種ホルモンや酵素などの構成成分でもあります。血中の総蛋白（TP）はアルブミン（Alb）や免疫グロブリン、凝固因子、酵素などで構成されていますが、その大半はAlbと免疫グロブリンです。Albは、経口摂取されたたんぱく質をもとに肝臓で合成されます。1日に約6～15gが合成され、同じ量が分解されますが、半減期は15～20日と長く、長期の栄養状態を反映するマーカーです。日常診療でしばしば低Alb血症に遭遇します。Alb値3.0～3.5g/dLで軽度、2.5～3.0g/dLで中等度、2.5g/dL未満では高度の栄養障害が疑われます[2]が、透析患者では3.7～3.8g/dL未満であれば低栄養状態である可能性が示唆されます。

　Albは肝臓で合成されるため、肝硬変では肝臓での合成が低下し、慢性炎症下では体蛋白の異化の亢進により半減期が短縮されAlb値は低値となりま

す。一方、脱水時には血液が濃縮されて高値となるため注意が必要です。

　また、Alb は TP の 50 〜 70％を占め、血中の膠質浸透圧の 80 〜 90％を担っています。Alb 値の低下により膠質浸透圧が低下すると、水分が血管内から間質に移動して浮腫が生じたり、循環血液量が減少するため透析中の血圧維持が困難になることもあります。実際に高度の低 Alb 血症により血液透析中の血圧維持が困難なケースでは、透析中に Alb 製剤を投与して、循環血液量を維持しながら血液透析を行うこともあります。低栄養状態では低 Alb 血症を認めますが、点滴で使用された Alb は末梢で徐々に代謝され、肝臓における利用率が低く、必須アミノ酸は含まれないためほとんど栄養源にはならず、栄養補給の面から Alb 製剤を使用することはありません。

　ほかに、Alb にはカルシウム（Ca）や薬剤などと結合して物質を運搬・安定化する役割があります。CKD-MBD 診療の観点から血中 Ca 濃度の管理は重要ですが、血液中の Ca は約 50％が生理活性をもったイオン型であり、Alb 値が 4.0g/dL 未満のときは結合型 Ca の割合が減り、イオン化 Ca の割合が増えるため、かならず血中 Alb 値による補正をかけた補正カルシウム値で評価する必要があります。

　TP 値の低下は、Alb 値と同様に食事摂取不良や慢性炎症などの低栄養状態を考えますが、TP と Alb 値が乖離するとき、すなわち TP 値が高値にもかかわらず、Alb 値が低下しているときは、グロブリン分画の増加する疾患の併発を考えます。

異常値の原因と病態

1）高蛋白血症

　TP と Alb がともに高値となるケースと、TP は高いが Alb は低いケースに分けて考える必要があります。病態の鑑別には血清中のアルブミン / グロブリン比（A/G 比）が用いられますが、グロブリン値は TP 値から Alb 値を引いた量に近いため、近似的に Alb/（TP-Alb）として算出されます。透析患者でも脱水症が起こると血液が濃縮され TP と Alb はともに高値となります

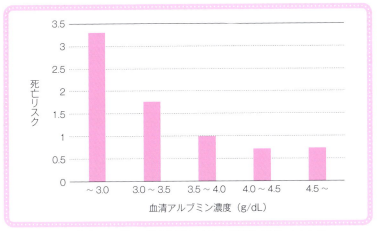

図 ● 血清アルブミン濃度と死亡リスクの関係（文献3より改変）

が、A/G比は正常です。身体所見上は体重減少、口渇、血圧低下などが参考になります。A/G比が低下する高蛋白血症では、免疫グロブリンの増加する疾患（多発性骨髄腫、マクログロブリン血症、肝硬変など）の可能性があります。

2）低蛋白血症

TPの50〜70%はAlbですので、低蛋白血症は低Alb血症を伴います。透析前の血清Alb値と生命予後の関係では、透析前の血清Alb値3.5〜4.0g/dLを対象にすると、3.0g/dL以下であれば死亡のリスクは高まり、4.0g/dL以上であれば死亡のリスクは減少傾向といわれています（図）[3] ので、透析患者でも血清Alb値の目標値は4.0g/dL以上になります。低Alb血症を認める場合、①栄養障害（たんぱく質やエネルギーの摂取が不足すると、体蛋白の異化が亢進してAlb値は低下）、②蛋白質の合成障害（Albは肝臓で合成されるため、肝硬変などの肝障害では合成が低下し、Alb値は低下）、③炎症状態（種々の感染症の併発や透析膜の生体適合性不良による炎症など）、④体外への蛋白質の喪失（腹膜透析や血液透析による漏出や尿からの蛋白質排泄増加などがありますが、腹膜透析では1日に数g〜10g程度の

蛋白質が腹腔内の透析液に漏出し、血液透析では大孔径のヘモダイアフィルターで、1回の透析で5〜10g程度の蛋白質の漏出が起こります。自尿があるときのネフローゼ症候群では多量の蛋白尿による低蛋白血症を認めます）などに起こります。

さらに血液透析患者では、透析前の体重増加が多いことによる体液過剰によって透析前の血液が希釈され、見かけ上の低Alb血症を来している可能性もあります。

検査値の推移をどう読むか？

血清のTP値やAlb値は、透析患者の栄養状態が最適に保たれているかどうか、適正な透析が行われているかどうかをみる指標とされています。日常臨床で問題になる点は、おもに低Alb血症ですが、この所見が一時的なものか、経時的な変化であるかをみていく必要があります。一時的な変化として、血液透析患者の血中Alb値が低いときは体重増加による希釈性を評価することが大切です。持続する真の低Alb血症のときは、低栄養状態なのか、慢性炎症による異化亢進状態なのかをほかの検査値とあわせて判断します。栄養状態がよく、十分な透析をされているほど血清Alb値はよく、反対に食事摂取が不良で透析も不十分だと蛋白異化が亢進して血清Alb値は低くなり、生命予後を悪くする一因になります。

引用・参考文献

1) 奥村伸生ほか編．臨床検査法提要．改定第34版．金井正光監修．東京，金原出版，2015，1972p．
2) 日本病態栄養学会編．"身体所見と臨床検査値の見方と栄養管理への活用"．病態栄養認定管理栄養士のための病態栄養ガイドブック．改訂第5版．東京，南江堂，2016，87-100．
3) 日本透析医学会統計調査委員会．"透析処方関連指標と生命予後"．図説わが国の慢性透析療法の現況（2009年12月31日現在）．東京，日本透析医学会，2010，69．

川口市立医療センター腎臓内科部長　石川匡洋　いしかわ・まさひろ

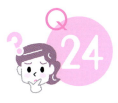

Q24 クレアチニン検査から何がわかるの？

ズバリお答えします！

　保存期では大まかな腎機能を示し、透析導入の判断に用いられますが、透析導入後は腎機能とは関係しません。透析患者では透析効率や筋肉量を知る指標となりますので、経時的な変化を追うことで、食事や運動といった生活環境を推定する手がかりの一つとなります。

クレアチニンとは

　クレアチニン（Cr）は筋肉由来の窒素産物ですが、血中尿素窒素（BUN）と異なり食事の影響を受けないので、1970年代から腎機能の評価法として用いられてきました。本来は不要なものですから腎臓から尿に排泄され、体から除去されます。腎機能が低下すると体に貯留して血中濃度が上昇します。しかしながら、血清クレアチニンは、筋肉力低下の影響を受けやすく、たとえば、低栄養の高齢者や低体重者、脳血管障害による麻痺や廃用性による筋肉萎縮の顕著な場合には、腎機能が低下しても血清クレアチニンがそこまで上昇しないことがあります。筋肉そのものが少ないので、そこから産生されるごみも少なくなり、体に貯留するぶんも少なくなるということです。また、壊疽により下肢が切断された患者の場合には、同様のことがしばしば見受けられます。そのため、本来は血清クレアチニンだけで腎機能を評価するのではなく、尿中クレアチニンを測定するクレアチニン・クリアランス（CCr）を用いるか、測定しにくい筋肉量の指標（年齢、性別、身長、体重など）で補正するのが望ましいことになります。

クレアチニン・クリアランスとは

　クレアチニンは糸球体で濾過された後、尿細管で再吸収されません（遠位尿細管でごく少量の分泌があります）。このため尿中に排泄されたクレアチニンの総量は、糸球体で濾過された量にほぼ等しいことになります。これを利用して糸球体濾過量（GFR）を計算することができます。このような GFR の計算方法をクリアランス法といい、クレアチニンを用いた場合、クレアチニン・クリアランス（CCr）となります。ちなみに正確な GFR の測定には、尿細管でまったく再吸収も分泌もされないイヌリンを用いて算出する、イヌリン・クリアランスがゴールデンスタンダードです。

● CCr（mL/min）= 尿中クレアチニン濃度（mg/dL）× 尿量（mL/min）÷ 血清クレアチニン濃度（mg/dL）

推定糸球体濾過量とは

　一方、実際の臨床においては、現在、血清クレアチニンや年齢、性別から算出する推定糸球体濾過量（eGFR）を用いて腎機能を評価しています。これは外来でも簡易に測定することが可能であり、透析導入期でも eGFR を用いて判断することが一般的となりました。

● eGFR（mL/min/1.73m^2）= 194 × Cr（mg/dL）$^{-1.094}$ × 年齢（歳）$^{-0.287}$
（女性は × 0.739）

　ちなみに日本透析医学会から発表された「維持血液透析ガイドライン：血液透析導入」[1] においては、腎機能は eGFR で判断し、具体的には eGFR 15～30mL/min/1.73m^2 であることを確認したうえで、腎不全兆候、つまり体液貯留、体液異常、消化器症状、循環器症状、神経症状、血液異常、視力障害、さらに日常生活の活動性や栄養状態を考慮して透析導入のタイミングを検討することになっています。また、透析導入後は腎機能の指標として用いることはなく、透析の効率や筋肉量を介して食事や運動などの生活環境を推定する指標の一つとなります。

引用・参考文献

1) 日本透析医学会. 維持血液透析ガイドライン：血液透析導入. 日本透析医学会雑誌. 46（12）, 2013, 1107-55.

医療法人埼友会埼友草加病院理事長　**後藤博道** ごとう・ひろみち

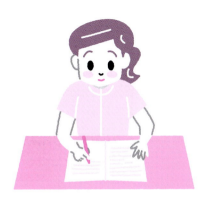

Q25 血中尿素窒素（BUN）濃度から何がわかるの？

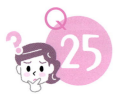

ズバリお答えします！

BUNからわかることは、①たんぱく質摂取量は適正か（たんぱく質摂取量の推定）、②透析で十分な溶質除去ができているか（透析効率の指標）、③尿毒症の評価です。

BUNとは

　BUN（blood urea nitrogen）とは、「血液（blood）のなか」の「尿素（urea）」という「窒素（nitrogen）」の代謝で生じる最終産物のことです。元素としての窒素（N）は、1772年にスコットランドの医師で化学者のラザフォードが発見しました。彼は空気中で炭化水素を燃焼させ、生成する二酸化炭素を除いた残りの成分を「ダメな空気（有毒気体）」としました。この気体中ではネズミがすぐ窒息するため、1789年にフランスの化学者ラボアジェはこれを「azote（ギリシャ語でazotikos：生命がないの意味）アゾット」と呼びました[1]。尿毒症をazotemiaというのはここに由来します。

　窒素（N）は空気の約80％を占め、ほかの元素と反応してアミノ酸やアンモニア（NH_3）などの物質をつくります。海中生物は、水溶性のNH_3を単純に水中に捨てていましたが、陸上生物に進化すると、有毒なNH_3は体内にたまると不利なので、別のかたちにして捨てる必要が生じ、窒素を毒性の少ない尿素というかたちで尿中に捨てるようになりました。また、窒素を尿素に変換することで「腎臓で尿を濃縮する」機能ももてるようになりました。

BUN からわかること

1）たんぱく質摂取量は適正か

　たんぱく質を過剰に摂取するとBUNのみならず血中リン濃度の上昇、アシドーシスをまねきます。透析を行って尿毒症が出ないようにするとともに、食事療法を行います。ポイントは、エネルギーを炭水化物や脂質から十分にとったうえで、尿素を増やさないようにたんぱく質の摂取を適切に管理することです。しかし、たんぱく質を制限すると栄養状態が悪くなってしまうので、必須アミノ酸療法も適宜取り入れます。不足しがちな必須アミノ酸だけを補充する栄養療法（腎不全用必須アミノ酸製剤および注射液：アミユー®配合顆粒、ネオアミユー®輸液、キドミン®輸液）は、BUNを上げることなく患者の栄養状態を改善し、腎不全治療のスタンダードとして世界中に普及しています[2]。

　血液透析患者では、たんぱく質摂取量は0.9～1.2g/kg/日、エネルギー摂取は30～35kcal/kg/日です[3]。たんぱく質1gにはリンが約15mg含まれているとされ、透析によるリン除去量は、4時間、血流量200mL/minで約1,000mg程度とされます。週3回の血液透析だけではリン除去は十分でないことがあり、高リン血症・二次性副甲状腺機能亢進症を予防するために、適切なたんぱく質摂取と高リン血症治療薬（リン吸着薬）の確実な内服が必要となります[4]。

2）透析で十分な溶質除去ができているか

　溶質除去の指標については**Q20**（**83ページ**）を参照してください。

3）尿毒症の評価

　尿毒症は、尿素のほかにグアニジン、メチルグアニジン、グアニジノコハク酸などによっても起こりますが、血液中の尿素は、尿毒症の大きな要因です。たんぱく質は消化吸収され血や肉に、場合によりエネルギーにもなりますが、それ以外は尿素をはじめとした老廃物（尿毒素）となります。腎不全となり、これらを尿として体外に排出できなければ、血液中に尿毒素が過剰

にたまり、尿毒症となります。透析はこのような血液中の老廃物を濾過するため行います。尿毒症になると、気分が悪くなりイライラしたり、意識レベル低下、けいれんなどの神経症状、心不全症状、食欲不振・嘔吐・下痢などの消化器症状などが出現し、悪化すれば死に至ります。それゆえ定期的な透析が必要となります。

　BUN の透析患者の基準値は、透析前で 70 〜 80mg/dL 未満です。BUN がそれより上昇するのは、患者が高たんぱく食をとっているか、感染症や消化管出血、甲状腺機能亢進症を起こしている場合が多いので注意します。また、外科手術後や熱傷でも BUN は上昇します。これらに共通するのは組織の異化です。消化管出血の場合、消化管内に出た血清たんぱく質や赤血球が崩壊し窒素源となり、BUN が上昇します[5]。逆に BUN が低下するのは、肝臓での尿素サイクルが機能不全を起こすほどの肝不全の病態です。

　腎機能が正常の 5％以下に低下し、BUN が 100mg/dL 以上に増加すると、毒素の作用により尿毒症が出るおそれがあります。しかしこれは、患者の身体の毒素に対する抵抗力によっても異なり、抵抗力の強い人では BUN が 120mg/dL になっても尿毒症が出ない場合もありますし、逆に抵抗力が弱い人では BUN が 80mg/dL でも尿毒症の症状が現れることがあります[6]。

引用・参考文献

1) 桜井弘編．"窒素"．元素 118 の新知識：引いて重宝、読んでおもしろい．東京，講談社，2017，60-2．
2) 櫻庭雅文．アミノ酸の科学．東京，講談社，2004，99-100．
3) 日本腎臓学会編．慢性腎臓病に対する食事療法基準 2014 年版．東京，東京医学社，2014，48p．
4) 木内亜希ほか．"透析患者の適正たんぱく質摂取をめぐる諸問題"．CKD・透析患者の食事療法と運動療法．中尾俊之編．大阪，医薬ジャーナル社，2016，88-93．
5) 佐々木成編．"検査：血液検査"．腎臓内科学．東京，丸善出版，2010，63．
6) 中尾俊之．"尿毒症症状はいつごろ出るか"．知りたいことがよくわかる腎臓病教室．第 4 版．東京，医歯薬出版，2015，24．

医療法人五星会菊名記念クリニック院長　内村英輝　うちむら・ひでき

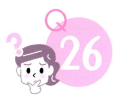

TAC-BUNって何？

血中尿素窒素（BUN）の週間平均値を求めたものがTAC-BUNです。正確に測定するには透析前後のBUN値を毎回測定する必要がありますが、週の最初の回とその次の回にBUNを測定し、近似式にあてはめて求める方法が一般的です。

血中尿素窒素（BUN）とは

　血液透析療法は、腎不全患者の汚れた血液を体外に導き、人工透析装置をとおして不要な物質を取り除き、あるいは電解質を是正し、さらに余分に貯留した水分を除去した後に患者に戻す「体外循環」による血液浄化療法の一種です。この治療を効果的に行うためには、定期的に効果を判定する必要があります。ここで指標になる物質はたくさんありますが、小分子量物質である血中尿素窒素（BUN）、つまり血液中の尿素濃度の値が使い勝手がよく、さまざまなかたちで活用されています。

　ここで尿素について簡単におさらいをしてみます。BUN値（つまり尿素の濃度）は腎不全の程度が進行するとぐんぐん上昇し、尿毒症の原因の一つになります。尿毒素と呼ばれることがあるのはこのためです。分子式はCH_4N_2Oと表され、炭素、水素、窒素、酸素の組み合わせでできていることがわかります。分子量は60と小さく、透析液には含まれていませんので血液透析によって血液中からよく抜けます。このため指標として用いられることが多いのです。

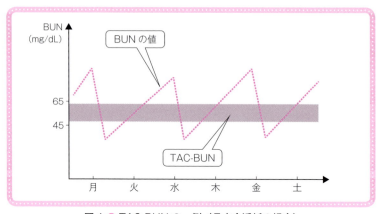

図1 ● TAC-BUN の一例（月水金透析の場合）

TAC-BUN とは

　多くの施設では、定期採血を毎月2回程度行っています。通常、透析後で尿素は大きく減少します。ここで単に「いくつからいくつに減りましたね、よかったですね」で話を終わりとせずに、さまざまな切り口から尿素動態（urea kinetics）を分析することでわかってくることが多いのです。Kt/V（尿素指数）やnPCR（標準蛋白異化率）などが代表的ですが、TAC-BUNもその一つです。尿素は英語でurea といいますから、TAC-urea という場合もあります。

　TAC とは、time（時間）average（平均）concentrate（濃度）という英語の略称で、ある検査値の一定期間における平均を意味します。一定期間ということは3日でも1年でもよいわけですが、実際の透析治療は月水金、火木土といったふうに1週間が一つの区切りになることが多いため、通常は1週間の平均値を用います。つまり、図1のように、BUNの週間平均値を求めたものがTAC-BUN ということになります[1]。

　より正確に測定するには透析前後のBUN値を毎回測定する必要がありますが、手技やコストなどの面で現実的ではありません。よって週の最初の回

● TAC-BUN 算出式

$$\text{TAC-BUN} = \frac{(透析前BUN + 透析後BUN) \times 透析時間 + (透析後BUN + 次回透析前BUN) \times 透析終了後から次回透析開始までの時間}{2 \times (透析時間 + 透析終了後から次回透析開始までの時間)}$$

● 簡易的な計算式

$$\text{TAC-BUN} = \frac{透析後BUN + 次回透析前BUN}{2}$$

図2 ● TAC-BUN 算出式

とその次の回に BUN を測定し、近似式にあてはめて求める方法が一般的です[2]。TAC-BUN の算出式は図2のとおりです。

TAC-BUN は、たとえば「3ヵ月前から徐々に上がってきていますね。ならばダイアライザを大きくしてみましょうか」というように、数値そのものよりも、その移り変わりを重視すべきものと考え、ざっくりとした判断材料になればよいのであれば、実用的には簡易式でも十分と思われます。また図2の式のほかにも、先述した Kt/V や nPCR といった尿素動態を用いた指標を用いて計算式に代入し、より正確に求める方法もありますが、煩雑な式なので本稿では省略します。

TAC-BUN の基準値

現在、TAC-BUN の基準値については 45～65mg/dL と諸説あり、日本透析医学会のガイドラインにおいても数値目標は記載されていません[3]。TAC-BUN の目標値は存在しないとする説もあります[4]。

BUN は蛋白質の代謝産物であることから、食事がきちんととれているかにも関係しています。したがって、たとえば ADL の低い高齢者が多い施設と、社会復帰されている透析者の多い施設とでは、TAC-BUN の目標とする基準値におのずと差が出てきます。各施設の状況に応じて独自に検討、活用され

るべきものと思われます。

引用・参考文献

1) 透析療法合同専門委員会編. 血液浄化療法ハンドブック. 改訂第2版. 東京, 協同医書出版社, 1998, 159.
2) 森穂波. "透析患者の食事療法について". そこが知りたい透析ケアQ&A：透析現場からの質問110. 草野英二編. 東京, 総合医学社, 2006, 156.
3) 日本透析医学会. 維持血液透析ガイドライン：血液透析処方. 日本透析医学会雑誌. 46 (7), 2013, 597.
4) 新里高弘. カイネティックモデルの基礎と考え方：透析指標（Kt/V, TAC など）の使い分け. 臨牀透析. 26 (4), 2010, 459-61.

医療法人平和会吉沢医院　青木純一　あおき・じゅんいち

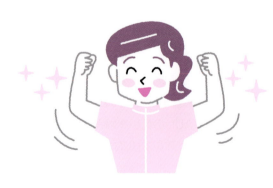

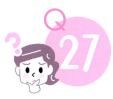

Q27 リンの検査から何がわかるの？ リン値が上がる原因は何？

ズバリお答えします！

　リンの主要な排泄経路は腎臓です。腎機能が低下した透析患者では、腎臓からリンが十分に排泄できなくなり、血液中のリン濃度が上昇します。高リン血症は、血管や骨の構造不全（血管石灰化、骨粗鬆症）や、エネルギー代謝が高い細胞、臓器（皮膚、筋肉、脳）の機能不全への関与が考えられています。リンはほとんどの食品に含まれていますが、とくに加工食品や薬品中の無機リン（Pi）には注意が必要です。

有機リンと無機リン

　リンは「骨のリン酸カルシウム（90％）」「細胞内の有機リン（9.90％）と血中の有機リン（0.07％）」「血中の無機リン（0.03％）」の３形態で生体内に分布しています。ヒトの体内では、ビタミンD、PTH、FGF23（fibroblast growth factor-23）の各種ホルモンが、破骨細胞による骨吸収や、小腸と腎臓の無機リン輸送体活性を調整することで、リンの体内量を調整しています。血中の無機リンは、血中にリン酸カルシウムとして析出して結晶化し、その粒子が全身の細胞障害をひき起こします。

　リンはほとんどの食品に含まれていますが、肉、魚、野菜、穀物などの食物細胞内にある有機リンと、加工食品中の無機リンの２形態で摂取されます。とくに無機リンは有機リンよりも容易に吸収されるため、透析患者では注意が必要です。

透析患者とリン

1）リンの生体内分布

　ヒトの体内には約600gのリンが存在するといわれています。その約90％（約540g）はヒドロキシアパタイトの結晶である石灰化成分（リン酸カルシウム）として存在しており、骨の基質を構成しています。残りの10％弱（約60g）は、軟部組織（細胞内液や細胞膜）に、ATPやリン脂質などの形態で有機リン成分として存在しており、細胞の機能、形態の維持に必須の役割を果たしています。全体のわずか0.1％が細胞外液中に存在し、70％の有機リン酸、30％の無機リン酸として存在しているのですが、この生体内総リン量のわずか0.03％（約200mg）の無機リンの血中の濃度が、採血データのリン値です[1,2]。

2）リンの生体内動態制御

　肝臓で産生されたビタミンDは、腎臓で活性体となり、腸管でNa^+-Pi共輸送体（Ⅱb型）の活性化を介して、食事成分中のカルシウムとリンの吸収を促進します。カルシウム低値を感知した副甲状腺から分泌されたPTHは、破骨細胞による骨吸収を促進することで、血中のカルシウム値とリン値を上げるようにはたらきます。同時に、カルシウムの腎臓での再吸収を促進します。一方、PTHはリンの腎臓での再吸収を抑制することで、リンの尿排泄を促進します（図）。血中の高リン血症を感知した骨芽細胞から分泌されたFGF23は、腎臓尿細管のNa^+-Pi共輸送体（Ⅱa型、Ⅱc型）のリン再吸収機能を低下させることでリンを尿中に排泄させ、リン利尿ホルモンとして作用します[2]。

3）高リン血症の病態

　高リン血症は、血管の石灰化、骨粗鬆症、皮膚や筋肉の萎縮、認知症を呈することがわかっています。その機序として、血中無機リンであるリン酸カルシウムの析出と、リン酸カルシウムと異所性石灰化抑制因子であるFetuin-Aが凝集したコロイド粒子＝カルシピロテイン粒子（CPPs）による

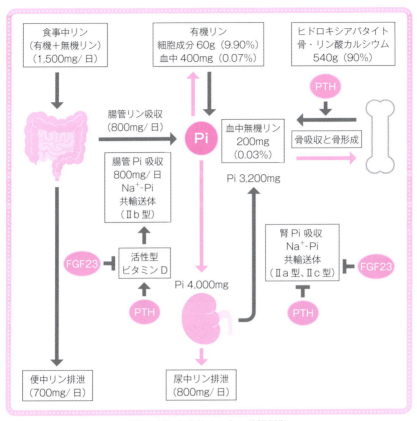

図 ● リンの生体内分布と動態制御

細胞障害が原因として考えられています。

4）食事とリン

　透析で除去されるリン量が約1g程度であることから、透析患者のリン摂取量は800mg/日以下にとどめる必要があります。食事中の有機リンからのリン吸収率は50％以下であるにもかかわらず、無機リンの吸収率は100％近くとされます。加工食品は、保存料や添加剤として無機リンの含有量が多く、インスタントめん1袋に100mg、ダイエット系炭酸清涼飲料500mLあたりに80mgの無機リンが含まれています。また、一部の処方薬と、降圧薬

のアムロジピン1錠中には15mg、抗うつ薬のパロキセチン1錠中には30mg、麦門冬湯(バクモンドウトウ)には1日内服量3包中に12mgと、無機リンが含有されているため注意が必要です。

引用・参考文献

1) 松本俊夫．生体におけるリンの役割．腎と透析．83（1），2017，13-7．
2) 坂井建雄ほか．"近位尿細管での無機リン再吸収はPTHにより抑制される"．カラー図解 人体の正常構造と機能：腎・泌尿器．東京，日本医事新報社，2010，384-5．
3) 瀬川博子ほか．"リン吸収と排泄"．ミネラル摂取と老化制御：リン研究の最前線．宮本賢一ほか編．東京，健帛社，2014，27-30．
4) 黒尾誠．リンと寿命．前掲書1），18-23．
5) 下石和樹ほか．医薬品・サプリメント中の無機リン含量とその考え方．薬局．69（11），2018，99-105．

社会福祉法人仁生社江戸川メディケア病院院長　三舩瑞夫　みふね・みずお

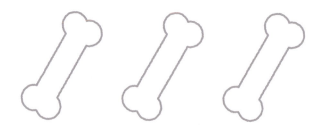

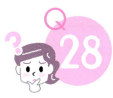

Q28 食事以外の原因でカリウム値が上がることはあるの？

ズバリお答えします！

透析患者における食事以外のカリウム値の増加の原因として、採血時溶血（偽性高カリウム血症）、輸血（赤血球内のカリウム溶出負荷）、筋挫滅（筋細胞内のカリウム溶出負荷）、アシドーシスやインスリン欠乏（細胞内から細胞外へのカリウムの移動）、レニン・アンジオテンシン・アルドステロン（RAA）系阻害薬の内服によるカリウム排泄障害があります。

カリウムとは

　カリウムの大部分は細胞内に存在していますが、筋肉細胞の融解や挫滅、赤血球細胞の溶血、液胞が多い植物細胞（野菜）の多量摂取などによって、細胞外の血中カリウム値は容易に上昇します。血中のカリウム濃度が高いと、神経細胞・筋肉細胞が興奮しやすくなり、心臓では致死性の不整脈、心室細動が起こりやすくなります。RAA系阻害薬投与によるアルドステロン作用の阻害、アシドーシスの進行（心不全、腎不全）、インスリンの作用不全（糖尿病）は、細胞内から細胞外にカリウムを移動させることで、血中カリウム値が上昇します。

透析患者とカリウム

1）体内のカリウム分布

　体内の総カリウム量のうち、98％（筋肉3,000mEq、赤血球240mEq、肝臓200mEq）は細胞内液に存在し、細胞外液には残りわずか2％（70mEq）

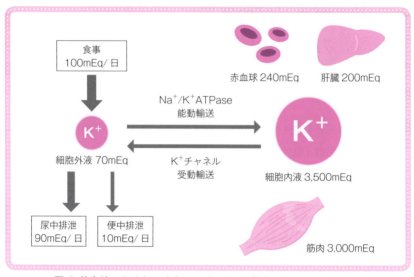

図 ● 体内外のカリウムイオンのバランスと体内分布（文献1より改変）

しか存在しません。健常人において、カリウムは食事で約100mEq摂取し、尿中に90％、糞便中に10％を排泄します（図）[1]。

2）カリウムの細胞内外不均衡分布が静止膜電位を規定する

　一価の陽イオンは、細胞内液ではカリウム、細胞外液ではナトリウムが主体です。細胞膜に存在するNa^+/K^+ ATPaseを介して（ATPを消費して）、細胞内の3個のナトリウムイオンと交換するかたちで細胞外の2個のカリウムイオンを細胞内に組み入れ、細胞内外のカリウム分布の不均衡定常状態を維持し、静止膜電位を形成しています。高カリウム血症状態では、細胞の静止膜電位を上げることになるため、神経や筋肉が興奮（脱分極）しやすくなり、高度の高カリウム血症（7.0mEq/L以上）では、心室細動や神経麻痺（呼吸停止）をひき起こします。逆に、甲状腺機能亢進症、下痢、嘔吐などで、低カリウム血症を呈すると、静止膜電位が下がるため（過分極）、脱分極がむずかしくなり、筋肉細胞や神経細胞の活動性が低下して、脱力症状を呈します。

3）カリウムの細胞内外移動の修飾因子

　カリウムの細胞内外の移動は、アルドステロン、血液 pH の変化、インスリンなどで修飾されます。すなわち代謝性アシドーシスでは、水素イオン（H^+）が増加すると、緩衝作用のため過剰な H^+ が細胞内に移動し、同時にカリウムイオン（K^+）が細胞外に移動するので、血中カリウム濃度が上昇します。また、インスリンの投与により、ブドウ糖とカリウムイオンが同時に細胞内に移行することで、血中カリウム濃度は低下します。腎機能が廃絶した透析患者では、アルドステロンは大腸の上皮細胞に存在するミネラルコルチコイド受容体に作用し、糞便中へカリウムを排泄します。つまり、同受容体の作用を阻害する RAA 系阻害薬は、糞便排泄作用を低下させるため、血中カリウム濃度が上昇します。

引用・参考文献

1) 坂井建雄ほか．"細胞内外のカリウム分布は，不均衡な状態でバランスを保っている"．カラー図解 人体の正常構造と機能：腎・泌尿器．東京，日本医事新報社，2010，378-81．
2) 河原克雅．Klotho とカリウムチャネル．腎と透析．72（3），2012，335-340．
3) 猿田享男．高カリウム血症・低カリウム血症．日本内科学会雑誌．80（2），1991，174-8．
4) 高橋伯夫．アルドステロンの作用機構と病態における新たな役割の解明と最新の治療．臨床化学．33(1)，2004，45-54．

社会福祉法人仁生社江戸川メディケア病院院長　三舩瑞夫　みふね・みずお

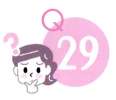

Q29 リン値とカルシウム値を一緒に考えるのはなぜ？

ズバリお答えします！

　慢性腎臓病（CKD）患者では腎機能低下に伴い、高リン血症、ビタミンD活性化障害、低カルシウム血症、副甲状腺ホルモン（PTH）分泌過剰などを認めるようになり、その結果骨の病変や血管石灰化などが発症します。この病態は「慢性腎臓病に伴う骨・ミネラル代謝異常（CKD-MBD）」と呼ばれ、透析患者の生命予後に大きな影響を与えます。CKD-MBDの進展予防には血清リン・カルシウム濃度の両者を同時に適正に管理することが重要です。血清リン・カルシウム値は相互に密接に関連して変動するので、適切な治療により両者を良好にコントロールします。

CKD-MBDはどのように発症し、進展するか？

　CKD-MBDの発症には、骨から分泌される線維芽細胞増殖因子23（FGF23）というリン利尿ホルモンが重要な役割を担っています。腎機能が低下し、リンの尿中排泄が低下するとFGF23が分泌され、血中リン濃度の上昇を防ぎますが、さらに腎不全が進行すると最終的に血中リン濃度は上昇に転じます。腎不全の進行やFGF23分泌は腎臓におけるビタミンD活性化を抑制し、腸管からのカルシウム吸収が低下します。その結果、低カルシウム血症となり、副甲状腺からのPTH分泌が亢進します。PTH分泌亢進が長期間続くと、骨からカルシウムが溶け出し、骨・関節痛、骨折などの原因となります（二次性副甲状腺機能亢進症）。また、血管石灰化には高リン血症が深くかかわっており、血管を収縮させる平滑筋細胞が骨をつくる骨芽細胞に

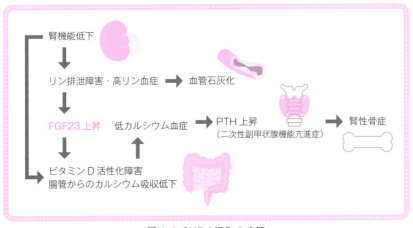

図1 ● CKD-MBD の病態

形質転換されることにより発症し、本来柔軟な血管が骨のようにかたく変化します。血管石灰化は心不全や心筋梗塞の原因となり、透析患者の生命予後を悪化させる重大な合併症です（図1）。

リン・カルシウムの管理目標値

1）血清リン濃度の管理目標値

3.5〜6.0mg/dL が推奨されています。高リン血症に対しては過剰なたんぱく質摂取を控えることや、食品添加物を使用した食品の摂取を控えるなどの食事療法を行う必要があります。しかし、食事療法を行っても通常透析によるリン除去だけではコントロールは困難であり、多くの患者で食事中のリンと結合して便中に排泄させる高リン血症治療薬（リン吸着薬）の服用が必要となります。一方、低栄養状態の患者では低リン血症となることがあります。低リン血症も生命予後悪化因子ですので、低リン血症を認めた場合には患者の栄養状態を正確に評価する必要があります。

2）血清カルシウム濃度の管理目標値

補正カルシウム値 8.4〜10.0mg/dL が推奨されています。血中カルシウ

表 ● 薬剤による血清リン・カルシウム値の変動

	リン	カルシウム
カルシウム含有リン吸着薬	↓	↑
カルシウム非含有リン吸着薬	↓	→
活性型ビタミン D₃ 製剤	↑	↑
カルシウム受容体作動薬	↓	↓

ムの約 40％はアルブミンなどの蛋白質と結合し、約 50％が遊離イオン化カルシウムとして存在しています。生理作用を発揮するのはイオン化カルシウムであり、低アルブミン血症（4.0g/dL 未満）の場合はイオン化カルシウムの割合が増加するため、Payne の補正式でカルシウム濃度を補正する必要があります。

● 補正カルシウム値 ＝ 実測 Ca（mg/dL）＋（4 － 血清 Alb［g/dL］）

　腎不全が進行するに従い血清カルシウム値は低下しますが、活性型ビタミン D₃ 製剤やカルシウム含有リン吸着薬の使用により高カルシウム血症を呈することもあります。高カルシウム血症は血管石灰化を促進するので適切に対応する必要があります。また、基準値内でもできるだけ低値にコントロールすることが推奨されています。

CKD-MBD 治療薬

　CKD-MBD 治療薬による血清リン、カルシウム値の変動を表に示します。

1）高リン血症治療薬（リン吸着薬）

　カルシウム含有リン吸着薬とカルシウム非含有リン吸着薬があります。カルシウム含有リン吸着薬（沈降炭酸カルシウム）はカルシウム過剰負荷による血管石灰化促進の危険があるので、1 日投与量は 3g 以下にすることが推奨されています。高カルシウム血症を認めた場合にはカルシウム非含有リン吸着薬への変更を考慮する必要があります。

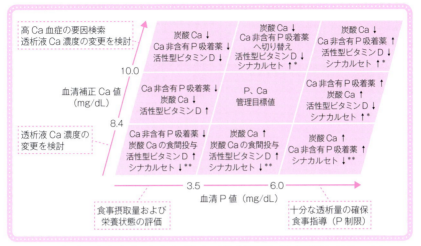

図2 ● リン（P）とカルシウム（Ca）の治療管理法「9分割図」（文献1より）

「↑」は開始または増量、「↓」は減量または中止を示す。
＊血清PTH濃度が高値、＊＊もしくは低値の場合に検討する。
※現在では、カルシウム受容体作動薬として、シナカルセト以外にもエテルカルセチド、エボカルセトがある。

2）活性型ビタミンD₃製剤

腸管からのカルシウム、リンの吸収を増加させるため高カルシウム血症、高リン血症に注意する必要があります。

3）カルシウム受容体作動薬

二次性副甲状腺機能亢進症治療薬で、PTH分泌を強力に抑制しますが、重篤な低カルシウム血症を発症する危険があります。リン低下作用も認めます。

リン・カルシウム管理の実際

CKD-MBD診療ガイドラインにはリン・カルシウムの管理法が9分割図により示されています（図2）[1]。患者がどの領域にあるのかを確認し、リン・カルシウム両者が良好にコントロールされるよう薬剤を適切に選択します。なお、PTHの管理目標値は60～240pg/mL（intact PTH値）が推奨されており、二次性副甲状腺機能亢進症の治療には活性型ビタミンD₃製剤やカ

ルシウム受容体作動薬が使用されます。

引用・参考文献

1) 日本透析医学会. 慢性腎臓病に伴う骨・ミネラル代謝異常の診療ガイドライン. 日本透析医学会雑誌. 45(4), 2012, 301-56.

医療法人社団誠進会飯田橋村井医院院長 村井誠三 むらい・せいぞう

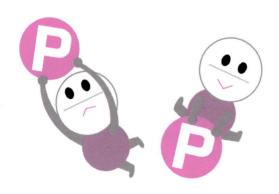

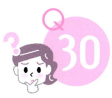

Q30 ナトリウム値と体重増加にはどのような関係があるの？

ズバリお答えします！

透析患者の場合、特殊な状況を除けば、低ナトリウム血症では体重が増加し、高ナトリウム血症では体重が減少することが多いです。しかし、ナトリウム値が低いからといっても、かならずしも低ナトリウム血症とは限りません。

水分摂取量と排泄量の変化

　入院中の患者で、低ナトリウム血症などの血清ナトリウム値異常に出会うことがありますが、基本的に健常人で低ナトリウム血症、高ナトリウム血症が起こったり、続いたりすることはきわめて珍しいです。一般的に血清ナトリウム値の異常は、食塩の過剰、過少摂取単独では起こらず、おもに水分摂取量と排泄量の変化によって起こります。これは健常人では口渇による飲水行動や抗利尿ホルモン（ADH）の作用などにより、血清ナトリウム値が、ある範囲を維持するようにコントロールされているからです。しかし、透析患者など腎不全を合併している場合は、腎臓からの水分排泄が障害を受け、低ナトリウム血症を中心とした血清ナトリウム値異常が起こりやすくなります。

水とナトリウムのバランス

　健常人の場合、脱水になると血漿浸透圧が上昇し、それによって下垂体からADHが放出[1]されます。これによって口渇も起こります。ADHは直接腎臓に作用し、水分を体内にため込むようにはたらき、体内水分量、血漿浸透

圧を正常化することで、血清ナトリウム値は通常正常範囲を保ちます。

　しかし、有効な循環血漿量が減少し、ADHの放出を抑制できない心不全や肝硬変、ADHの不適切な放出が起こる抗利尿ホルモン不適合分泌症候群（SIADH）などの場合には、水分を過度に体内にため込むことで体内水分量は増加し、低ナトリウム血症を来すことが多くなります。透析を含む末期腎不全の場合では、ADHのはたらきよりも腎機能低下による水分排泄障害の影響が大きくなり、やはり低ナトリウム血症のリスクは高くなります。

　他方、口渇を感じなかったり、口渇があっても何らかの理由で飲水ができず、脱水になってしまう場合には、高ナトリウム血症を来しやすくなります。

●症例

> 　75歳、男性。糖尿病性腎症で6年前より維持透析中。本人の様子は変わりませんが、血清ナトリウム値は137（2ヵ月前）→130（1ヵ月前）→125（今回）mEq/Lと低下傾向を認めました。体重に大きな変化はありません。しかし、胸部X線写真では徐々に心拡大が進行しており、話を聞くと息苦しさはないようですが、最近は食欲低下から摂取がすすんでいないとのことでした。各種検査を行うと、最近の心筋梗塞から心機能低下を来しており、うっ血が徐々に進行し、それに伴い食欲低下を起こしていたことがわかりました。

ナトリウムと体重増減の関係

　血清ナトリウム濃度は以下の式で求められます。

●血清ナトリウム濃度＝（全ナトリウム量＋全カリウム量）÷体内総水分量

　式からは、全ナトリウム、カリウム量が一定の条件下では、体内総水分量が増える（体重増加）と血清ナトリウム濃度は低下（低ナトリウム血症）し、体内総水分量が減る（体重減少）と血清ナトリウム濃度は上昇（高ナトリウム血症）するということがわかります。

　透析患者の低ナトリウム血症では、図のような原因を考慮します。多くの

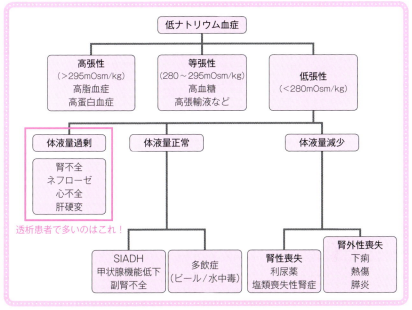

図 ● 低ナトリウム血症の原因

　低ナトリウム血症は低張性で、透析患者で自尿がない、もしくは少ない場合は、腎からナトリウムを失うというよりも、水分摂取過多など体液量過剰によって見かけ上の低ナトリウム血症となっていることが多いです。自尿がある程度保たれている場合や、下痢などで消化管からナトリウムが水分より多く喪失している場合は例外です。

　透析患者の高ナトリウム血症は、口渇障害を来したり、何らかの理由で水分摂取ができない場合に起こりやすく、意識障害のある患者、高齢者などでリスクが高くなります。尿崩症など水分の過剰喪失で起こる場合もありますが、透析患者では自尿が少ない、もしくはない場合が多く、あまりありません。

　つまり、透析患者では、特殊な状況を除けば低ナトリウム血症では体重増加、高ナトリウム血症では体重減少を来すことが多くなります。先の症例は

食欲低下により実質のドライウエイトが下がっているなか、心筋梗塞からうっ血が進行し、見た目の体重が変わらないケースでした。うっ血が進行してナトリウム摂取も落ち込んだことで低ナトリウム血症が出てきています。

透析患者の低ナトリウム血症・高ナトリウム血症

　まず、低ナトリウム血症、高ナトリウム血症によって、どのような症状が起こっているかを評価し、原因検索をすることが非常に大切です。臨床症状は多岐にわたりますが、頭痛、嘔気・嘔吐、食欲低下、ふらつき、傾眠などを来します。昏睡、けいれんを来す場合は、緊急の治療が必要となることもあります。

　次に、原因を評価します。透析患者の場合、まず自尿の有無や量を確認し、そのほかの水分摂取を中心として経口・経静脈摂取量をチェックします。そして、嘔吐、下痢の有無や服薬歴、身体所見（とくに脱水や溢水の所見の有無）を確認します。また、高齢者の場合は、認知症の有無や介護状況などを聴取し、どの程度水分摂取ができているかを念入りに確認しましょう。透析患者では、症例のように隠れた心不全の発症、進行が多いのですが、肺炎、喘息、腫瘍性病変、薬剤性などによりSIADHを来して低ナトリウム血症が顕在化することがあり、自尿が保たれている場合はとくに注意が必要です。

　原因を突き止めたら、その除去、改善が重要です。水分摂取量が多い患者では水分制限を指導し、自尿が保たれている患者では利尿薬の併用を考慮します。何らかの理由で水分摂取が不十分な患者には水分摂取を励行したり、十分な水分摂取ができる環境をととのえる必要があります。

　また、透析の前後で血清ナトリウム値がダイナミックに変化しうることに注意が必要です。これは、一般的な透析液のナトリウム濃度が約140mEq/Lのため、患者に低ナトリウム血症、高ナトリウム血症がある場合、透析がすすむにつれて正常範囲に近づくためです。いつから血清ナトリウム値異常があるかわからない場合は慢性経過と考え、浸透圧性脱髄症候群（ODS）と

いう重篤な合併症を予防するために、低ナトリウム血症では最初の24時間で10mEq/L、その後は8mEq/L/日以下の速度での補正が推奨[2]されています。高ナトリウム血症でも同様の補正制限があります。透析前後や途中の採血結果を確認し、途中で体外限外濾過法（ECUM）へ切り替えたり、必要に応じて持続的腎代替療法（CRRT）などの低効率な透析への変更を検討します。

引用・参考文献

1) Baylis, PH. Osmoregulation and control of vasopressin secretion in healthy humans. Am. J. Physiol. 253 (5 Pt 2), 1987, R671-8.
2) Spasovski, G. et al. Clinical practice guideline on diagnosis and treatment of hyponatraemia. Nephrol. Dial. Transplant. 29 (Suppl 2), 2014, i1-39.

公益社団法人地域医療振興会東京ベイ・浦安市川医療センター腎臓・内分泌・糖尿病内科
坂井正弘 さかい・まさひろ

公益社団法人地域医療振興会東京ベイ・浦安市川医療センター腎臓・内分泌・糖尿病内科部長
鈴木利彦 すずき・としひこ

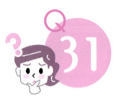

Q31 ナトリウム値が低値でも食塩制限は必要なの？

　この質問に対する解答としては「体液量が過剰な場合には必要」です。しかし、体液量が減少している場合には、むしろ（少なくとも一時的には）ナトリウム補充が必要です。ナトリウム値のみでは判断せず、体液量とともに考えます。

血清ナトリウム値はどう決まる？

　血清ナトリウム値は「体内の総ナトリウム量÷体液量」で単位は mEq/L であり、濃度を表しています。つまり、「血清ナトリウム値はナトリウムと体内の水分のバランスで決まる」ということになります。「低ナトリウム血症＝ナトリウム不足」とは限りません。水とナトリウムの関係をみた場合、低ナトリウム血症だった場合には図のように3つの可能性があります。

低ナトリウム血症とは

1）水もナトリウムも過剰＝体液量過剰な場合

　この状態が起こる原因としては心不全、肝不全、腎不全などがあり、透析室ではいちばんよくみるタイプです。体液過剰による体重増加や頸静脈怒張、浮腫などがみられることが多いです。体液量が多くても心拍出量が低下、あるいは血管拡張が起こっている状態で、「有効循環血漿量の低下」と表現されます。有効循環血漿量の低下により、体は水もナトリウムもため込もうとしますが、とくに水をため込む力が強くはたらくために、結果的に低ナトリウム血症となるのです。つまり、腎動脈血流の低下によるレニン・アンジオテ

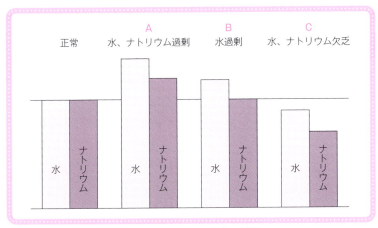

図 ● 低ナトリウム血症の種類

ンシン・アルドステロン系の亢進や、血管内の圧受容体の活性化による交感神経活性の亢進などが起こり、結果的には「十分な血液を末梢に送れていない」と体は判断し、ナトリウムを保持する方向にはたらきます。また、有効循環血漿量低下に対して、適切に抗利尿ホルモン（ADH）が分泌されることで水が体内にとどまることになります。この水分保持作用が強力であり、ナトリウム以上に水分は増え、見かけ上の低ナトリウム血症となっているのです。

　ナトリウムも水分も過剰ならば、どちらも制限したり、利尿薬で排出を増やしたりすればよさそうですね。確かに水分を制限するというのも一つの考え方ですが、食塩についてはもう少し考えてみましょう。

体内には体液1Lあたり約8gの食塩が含まれている

　血清ナトリウム濃度は正常では140mEq/L程度です。塩化ナトリウム（NaCl、食塩）は17mEq/gなので、gに換算するために140を17で割ると約8.2g/Lとなります（単位に注目するとわかりやすいですね）。

食塩をとると、通常はそれに見合った水分を摂取する

　ヒトは食塩（NaCl）というかたちでナトリウムを摂取しますが、ナトリウ

ムは基本的には水分と連動しています。つまり食塩をとってナトリウム濃度が上昇することで血漿浸透圧が上昇すると、血漿浸透圧を維持しようと自然とのどが渇き、水分を摂取することになるのです。

8gの食塩をとると、口渇のために約1L程度の水分を摂取する

　尿が出ない透析患者においては、約8gの食塩をとった場合、ナトリウム濃度を正常に保とうとすると水分は自然と1L程度を摂取してしまうことになります。もちろん自尿が残っている患者や便、汗などからもわずかに排泄されるので、厳密ではなく大まかな値です。これは、まったく尿が出ない患者においては、透析間の体重増加が1kgにつき食塩は約8g摂取しているということになります。

食塩制限がとくに有効

　透析間の体重増加が多い患者に対して「水分も食塩も制限してください」と伝え、それを守ってもらうのはたいへんだと思いませんか？理屈上は、食塩を制限すると結果的に水分摂取量も低下することになります。そこで、体液量過剰により低ナトリウム血症になった患者に対しては、「水分のとりすぎに注意してください」と指導するよりも、まずは「食塩制限」を優先しましょう。

　「食塩制限せずに水分だけ制限しても、血清浸透圧が上がって口渇に耐えられなくなり、そもそも水分制限自体が困難である」ことは透析にかかわる医療者は誰でも知っておく必要があります。また、高度の食塩制限は低栄養のリスクになるともいわれており、日本のガイドラインでは食塩摂取量は3～6g/日程度の食塩制限としています。ただし、保存期の慢性腎臓病患者がおもな対象であることに留意が必要で、透析患者に一律に推奨されているわけではありません[1]。

2）ナトリウムは正常で水が過剰＝体液量は正常な場合

　原因としては水中毒、低張輸液投与による医原性、抗利尿ホルモン不適合分泌症候群（SIADH）などの場合があります。水中毒は精神疾患患者に多く、病歴から判断することになります。低張輸液による低ナトリウム血症は入院

患者に多く、漫然と維持輸液が投与されてしまうと食塩に比べて水分過剰となり起こります。治療はいずれの場合も水制限であり、SIADHの場合には、場合によっては食塩をむしろ投与する必要があります。したがって、これらの病態による低ナトリウム血症の患者に食塩制限は不要であり、場合によっては食塩制限はかえって害にもなるということです。

3) ナトリウムも水分も欠乏＝体液量が減少している場合

　この場合は真のナトリウム欠乏です。ナトリウムと水分は連動しているため、総ナトリウム量が少ないと、総体液量も低下することになります。下痢や感染などによるいわゆる「脱水」であり、ナトリウムを補充する必要があります。血圧が低下するなど透析が安全に行えないことが多く、生理食塩液などの細胞外液を経静脈的に投与して対応することが多いでしょう。こうなるのは、そもそも状態が悪く経口摂取が十分できない患者が多いため、食塩制限するかどうかを検討する機会自体が多くないと思いますが、この状態を脱するまでは食塩制限の必要がないことは明らかでしょう。

病歴や経過から原因や病態を考える

　低ナトリウム血症をみたら、病歴や経過などからその原因や病態を考える必要があります。食塩制限がとくに重要なのは体液量も食塩も過剰の場合であり（図-A）、それ以外の病態では、制限は不要で、時には害となりえることに注意が必要です。

引用・参考文献

1) 日本腎臓学会編．エビデンスに基づくCKD診療ガイドライン2018．東京，東京医学社，2018，160p．

公益社団法人地域医療振興会東京ベイ・浦安市川医療センター腎臓・内分泌・糖尿病内科
遠藤慶太 えんどう・けいた

公益社団法人地域医療振興会東京ベイ・浦安市川医療センター腎臓・内分泌・糖尿病内科部長
鈴木利彦 すずき・としひこ

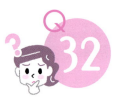

Q32 マグネシウム、亜鉛の検査から何がわかるの？

ズバリお答えします！

マグネシウムと亜鉛は人体を構成するミネラルです。マグネシウムは測定される機会が少ないですが、高マグネシウム血症、低マグネシウム血症とも症候性に至ると致死的になることもあるため注意が必要です。また、透析患者では亜鉛が欠乏しやすく、味覚障害や貧血の原因となることがあります。症状から亜鉛欠乏症が疑われる場合には積極的な採血と補充が重要です。

マグネシウムとは

　マグネシウムは人体を構成する必須のミネラルです。血清マグネシウム濃度の正常値は 1.7 〜 2.4mg/dL です。

1）高マグネシウム血症

　重篤な高マグネシウム血症（＞ 7mg/dL）では、意識障害や徐脈、心停止を来します。高マグネシウム血症の原因としてもっとも多いのが慢性腎臓病で、腎機能が低下することにより腎臓からのマグネシウム排泄が低下します。とくに制酸薬、緩下薬として用いられるマグネシウム製剤によってマグネシウム濃度が上昇することがあるため、マグネシウム製剤内服患者では定期的な採血によるモニタリングが重要です。腎機能が低下した患者の重篤な高マグネシウム血症では、治療としての透析が必要となります（透析をしないと改善しません）。血液透析液のマグネシウム濃度は 1.2mg/dL と低いため、拡散の原理により速やかにマグネシウムが除去されます。したがって、すでに血液透析を導入している患者で高マグネシウム血症が問題となることはあま

表 ● 亜鉛欠乏症のおもな症状

- 皮膚症状
- 口内炎
- 脱毛
- 食欲低下
- 発育障害
- 性腺機能不全
- 創傷治癒遅延：褥瘡など
- 易感染性
- 味覚の低下、異常

りありません。

2）低マグネシウム血症

　重篤な低マグネシウム血症（＜1mg/dL）では脱力や意識障害を来します。低マグネシウム血症の原因としては、腸管からの吸収低下と腎排泄亢進があります。尿量が低下している透析患者では、経口摂取困難、アルコール多飲、下痢などにより低マグネシウム血症を来します。

亜鉛とは

　亜鉛は生体機能の維持に重要な必須微量ミネラルです。通常の食事によって亜鉛の過剰摂取となることはまれであり、問題となるのは欠乏症です。

1）亜鉛欠乏症の原因

　亜鉛の摂取不足や腸管からの吸収障害、糞便中への排泄増多などが原因となります。糖尿病や腎不全ではしばしば血清亜鉛値が低値となります。また、透析患者では食思不振や透析液からの喪失、リン吸着薬による亜鉛の吸着など複数の原因により、6割以上が亜鉛欠乏症を来すと報告[1]されています。

2）亜鉛欠乏症の症状（表）

　亜鉛欠乏症では皮膚炎、口内炎、脱毛症、褥瘡（難治性）、食欲低下、易感染性、味覚障害、エリスロポエチン低反応性貧血などを来します。

3）亜鉛欠乏症と貧血

　亜鉛欠乏により、赤血球に成長する前段階の赤芽球という血液細胞の分化や増殖が障害され、その結果、貧血を来します。また、亜鉛欠乏により赤血球膜の抵抗性が減弱するため、亜鉛が欠乏した透析患者では透析による機械的刺激で溶血し、さらに貧血が進行します。亜鉛欠乏による貧血ではエリスロポエチン製剤への反応性が乏しい（貧血が改善しにくい）ことも特徴です。

4）亜鉛欠乏症の診断と治療

　亜鉛欠乏症の症状があり、①血清亜鉛値が 60μg/dL 未満のときは亜鉛欠乏症、② 60 ～ 80μg/dL のときは潜在性亜鉛欠乏症と診断します。

　亜鉛欠乏症の治療には、食事療法と薬物療法があります。血清亜鉛値が低下している場合、亜鉛含有量の多い食品を積極的に摂取することが推奨されます。しかし、亜鉛欠乏症の症状がみられる場合には食事からの亜鉛摂取では不十分で、薬物補充療法（亜鉛製剤の内服：ノベルジン®錠）が必要となります。補充により銅や鉄が欠乏することがあるため、亜鉛投与中は定期的（数ヵ月に 1 回程度）に血清亜鉛、銅、血清鉄、フェリチンを測定します。

引用・参考文献

1) 日本臨床栄養学会. 亜鉛欠乏症の診療指針 2018. (http://jscn.gr.jp/pdf/aen2018.pdf, 2019 年 4 月閲覧).

公益社団法人地域医療振興協会東京ベイ・浦安市川医療センター腎臓・内分泌・糖尿病内科医長
吉野かえで　よしの・かえで

公益社団法人地域医療振興協会東京ベイ・浦安市川医療センター腎臓・内分泌・糖尿病内科部長
鈴木利彦　すずき・としひこ

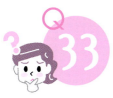

Q33 ヘモグロビン、ヘマトクリットの検査から何がわかるの？

　赤血球は酸素を身体の各組織へ運搬するはたらきをもっています。赤血球数、ヘモグロビン、ヘマトクリットの検査は、血液中の赤血球の状態を判断するためのもので、これにより貧血の診断や貧血の種類がわかります。

貧血の診断や種類を知るヘモグロビン値

　赤血球数は血液 1μL（マイクロリットル）中の赤血球の数、ヘモグロビンは全血液中のヘモグロビン濃度、ヘマトクリットは全血液中の赤血球の容積率を示しています。正常成人の場合、赤血球数は男性で 420～570 万個/μL、女性で 380～500 万個/μL、ヘモグロビンは男性で 13.5～18.0g/dL、女性で 11.5～16.0g/dL、ヘマトクリットは男性で 40～52％、女性で 33～45％程度です。

　血液の赤い色は、ヘモグロビン（血色素）によるもので、ヘモグロビンは酸素を各組織へ運搬するという非常に重要な役割をもっています。このため、赤血球数が正常でも、ヘモグロビン値が低いと貧血症状を来すことがありますので、臨床的にはヘモグロビンがとても重要です。透析領域においても基準値はヘモグロビンの値で判断します。以前はヘマトクリットも使用されていましたが、これは実測値でなく計算式で求められていることや、安定性が悪いことから、現在、ガイドラインでは基準値として使用していません。

表 1 ● 血液透析患者のヘモグロビン基準値

- ヘモグロビン値：10g/dL 以上 12g/dL 未満
  （週はじめの透析前、仰臥位採血）
- [赤血球造血刺激因子製剤（ESA）開始基準]
  ・複数回の検査でヘモグロビン値 10g/dL 未満
  ・鉄欠乏性貧血ではない、または鉄剤使用中
  ※ヘモグロビン値 12g/dL を超える場合は治療薬の減量・休薬を考慮する。

表 2 ● 腎性貧血の特徴

- 正球性正色素性貧血（平均赤血球容積［MCV］が正常）
- 血清鉄、フェリチンの低下がない
- 網赤血球数の増加がない
- 白血球や血小板の異常がない
- 薬剤性貧血の可能性がない
- 血中 EPO 濃度 50mU/mL 未満

ヘモグロビンの基準値

　検査のタイミングですが、透析中の除水により血液は濃縮されるため、透析前と比較し透析後のヘモグロビン、ヘマトクリット値は高くなります。同様に、透析前の体重増加が多いとヘモグロビン、ヘマトクリット値は低くなります。このため採血は週はじめの血液透析前とされています。

　また、透析患者のように体液貯留のある病態では採血時の体位によってもヘモグロビンの値が変動します。一般的に、臥位は立位や坐位に比べて血液希釈が起こりやすいため、採血は仰臥位で行います。

　成人の血液透析患者のヘモグロビン基準値は、週はじめの仰臥位採血で 10g/dL 以上 12g/dL 未満が目標基準値です（表1）。これは、生命予後や心血管合併症の予後、QOL の観点から設定されました[1]。

　透析患者が貧血になるおもな原因は、腎臓において十分量のエリスロポエチン（EPO）が産生されないことによる貧血（腎性貧血）が多いですが、そのほかにも赤血球造血の抑制、赤血球寿命の短縮、鉄代謝の障害、栄養障害といった多くの因子の関与が想定されます。このため、貧血を認めた場合は、まずは原因の検索が大切になります。腎性貧血の特徴を表2に示しますが、とくに透析患者では、出血、血液疾患、慢性炎症、悪性腫瘍、鉄欠乏などの合併が健常人よりも生じやすいため、鑑別が重要です。ほかにも、ダイアライザの残血、月経、薬剤性貧血も見逃しやすいため注意が必要です。

　腎性貧血と判断した場合の治療開始基準は、複数回の検査でヘモグロビン

10g/dL 未満となった時点です。治療薬は赤血球造血刺激因子製剤（ESA）を使用し、ヘモグロビンが 12g/dL を超えた場合は治療薬の減量、休薬を考慮する必要があります。

　このように基準値は設けられていますが、患者それぞれで大きく背景が違うため、エリスロポエチン低反応性、脳卒中、糖尿病、心血管疾患の既往などに応じて目標とするヘモグロビン値を判断する必要があります。また目標ヘモグロビン値のみではなく、ヘモグロビン値の急速な上昇や ESA 投与量が死亡率に関係する可能性も指摘されているため、注意が必要です[1]。

引用・参考文献

1) 日本透析医学会. 2015 年版 慢性腎臓病患者における腎性貧血治療のガイドライン. 日本透析医学会雑誌. 49 (2), 2016, 89-158.

医療法人社団永康会新宿西口腎クリニック院長　**髙野真理**　たかの・まり

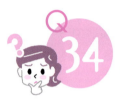

Q34 トランスフェリン飽和度（TSAT）、血清フェリチン濃度から何がわかるの？

ズバリお答えします！

トランスフェリン飽和度（TSAT）や血清フェリチン濃度の値を知ることで、体内での鉄動態を把握でき、鉄欠乏性貧血の診断や鉄過剰の評価ができます。

トランスフェリン飽和度（TSAT）と血清フェリチン濃度

　鉄は、生体内に約3,000〜5,000mg存在し、とくにヘモグロビンの構成要素として生体において必要不可欠なものです。体内の鉄のうち、約70％は血液中の赤血球のなかでヘモグロビンの一部に取り込まれ、酸素の運搬を行っています。約25％は、肝臓や脾臓のなかでフェリチンという蛋白質にくっついて貯蔵鉄として蓄えられており、赤血球の生産が必要となった際に運び出されて利用されます。これが血清フェリチン濃度として表され、貯蔵鉄の指標となります。

　約0.1％程度の鉄は血清中に存在し、そのほとんどがトランスフェリンという蛋白質にくっついて全身に運搬され、これが血清鉄として測定されます。血清中のトランスフェリン濃度は総鉄結合能（TIBC）として表され、トランスフェリンと結合している血清鉄の値から、トランスフェリン飽和度（TSAT）が計算されます（**図1**）。

　TSATや血清フェリチン濃度の値を知ることで、体内での鉄動態が把握でき、鉄欠乏性貧血の診断や鉄過剰の評価ができます。

$$\text{トランスフェリン飽和度（TSAT）} = \frac{\text{血清鉄}}{\text{総鉄結合能（TIBC）}} \times 100$$

図1 ● トランスフェリン飽和度（TSAT）の算出

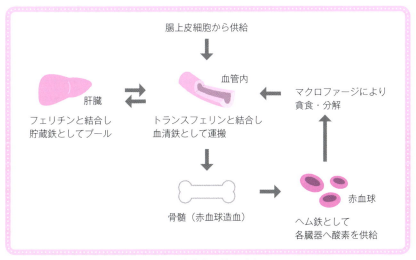

図2 ● 生体内の鉄サイクル

生体内の鉄サイクル

　生体内の鉄サイクルについて図2に示します。食事により経口摂取された鉄は、腸管から腸上皮細胞へ貯蔵されますが、鉄欠乏のない場合はそのまま便中に排泄されます（腸上皮細胞は2日程度で剥離、脱落します）。鉄欠乏がある場合は腸上皮細胞に貯蔵された一部の鉄が血管内へ供給されます。肝臓ではフェリチンと結合した鉄を貯蔵していて、鉄欠乏のときのみ血管内へ供給されます。鉄が過剰の際は血管内から肝臓へ貯蔵されます。

　血管内でトランスフェリンと結合した鉄は、骨髄で赤血球の前駆細胞である赤芽球に取り込まれ、赤血球の造血に作用します。その後、赤血球中のヘ

表 ● 鉄補充療法（経口または静注）とその開始基準

● 鉄補充療法
 経口：100〜200mg/日（フェリチンを確認しながら）
 静注：40mg/回を週1回、透析終了時にゆっくり投与
 ＊静注鉄剤は貧血改善効果の確認と鉄評価を行いながら、13回投与を区切りとし、血清フェリチン値が300ng/mL以上にならないよう投与
● 鉄補充療法開始基準
 第1条件：ヘモグロビン値10g/dL未満
 第2条件：
   ① ESA未使用：血清フェリチン＜50ng/mL
   ② ESA使用中：血清フェリチン＜100ng/mL かつ TSAT＜20%
   ③ ESA使用中：血清フェリチン＜100ng/mL または TSAT＜20%、鉄利用が低下する病態が認められない

ム鉄として酸素の運搬を行い、約120日でマクロファージにより貪食、分解されます。透析患者では、赤血球膜障害による浸透圧脆弱化や赤血球変形能障害、赤血球代謝障害などの理由から、赤血球寿命が約20%程度短いと報告[1]されています。マクロファージにより貪食・分解された赤血球の鉄は、その後肝臓でフェリチンと結合して貯蔵されます。このように、鉄は体内でつねに再利用され、貯蔵、赤血球産生のサイクルをくり返しています。

鉄補充療法の開始基準

　しかし、透析患者においてはつねに慢性炎症の状態にあり、炎症性サイトカインであるインターロイキン-6（IL-6）の慢性的な上昇が認められます。IL-6を介して肝臓内でヘプシジンというホルモンの合成が亢進します。ヘプシジンは細胞内から血液中への鉄放出を抑制するホルモンで、これが増加することにより血清鉄の低下と血清フェリチンの上昇が起こります。血清鉄が低下するため、骨髄内で鉄が利用できず、鉄欠乏性貧血をひき起こしてしまいます。そのほかにも、血液透析における回路内の残血や定期的な採血検査などの理由により、血清鉄は低値になりやすく、鉄欠乏性貧血の合併が多いです。このため、定期的に鉄動態を確認し、必要時には鉄補充療法が重要と

なります。

　鉄補充療法の開始基準について表に示します。ただし過剰な鉄投与により、臓器への鉄沈着[2〜5]、心血管疾患[6〜9]、感染症[9〜11]などの合併症リスクが上がるという報告も多く、具体的な鉄過剰の診断基準はないものの、血清フェリチン300ng/mL以上とならないことが推奨されています。

引用・参考文献

1) Vos, FE. et al. Red blood cell survival in long-term dialysis patients. Am. J. Kidney Dis. 58(4), 2011, 591-8.
2) Rostoker, G. et al. Reassessment of Iron Biomarkers for Prediction of Dialysis Iron Overload: An MRI Study. PLoS One. 10 (7), 2015, e0132006.
3) Canavese, C. et al. Validation of serum ferritin values by magnetic susceptometry in predicting iron overload in dialysis patients. Kidney Int. 65 (3), 2004, 1091-8.
4) Ferrari, P. et al. Serum iron markers are inadequate for guiding iron repletion in chronic kidney disease. Clin. J. Am. Soc. Nephrol. 6 (1), 2011, 77-83.
5) Ghoti, H. et al. Evidence for tissue iron overload in long-term hemodialysis patients and the impact of withdrawing parenteral iron. Eur. J. Haematol. 89 (1), 2012, 87-93.
6) Kuo, KL. et al. Intravenous ferric chloride hexahydrate supplementation induced endothelial dysfunction and increased cardiovascular risk among hemodialysis patients. PLoS One. 7 (12), 2012, e50295
7) Drüeke, T. et al. Iron therapy, advanced oxidation protein products, and carotid artery intima-media thickness in end-stage renal disease. Circulation. 106 (17), 2002, 2212-7.
8) Reis, KA. et al. Intravenous iron therapy as a possible risk factor for atherosclerosis in end-stage renal disease. Int. Heart. J. 46 (2), 2005, 255-64.
9) Kuragano, T. et al. Association between hemoglobin variability, serum ferritin levels, and adverse events/mortality in maintenance hemodialysis patients. Kidney Int. 86 (4), 2014, 845-54.
10) Litton, E. et al. Safety and efficacy of intravenous iron therapy in reducing requirement for allogeneic blood transfusion : systematic review and meta-analysis of randomised clinical trials. BMJ. 347, 2013, f4822.
11) Brookhart, MA. et al. Infection risk with bolus versus maintenance iron supplementation in hemodialysis patients. J. Am. Soc. Nephrol. 24 (7), 2013, 1151-8.

医療法人社団永康会新宿西口腎クリニック院長　**髙野真理**　たかの・まり

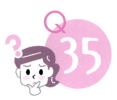

Q35 透析患者のLDL-C、Non-HDL-Cの目標値は非透析者と同じなの？

ズバリお答えします！

　非透析者と透析患者の目標値は、LDLコレステロールは同じですが、透析患者の目標のなかにトリグリセリドがありません。トリグリセリドを多く含むVLDLコレステロール、LDLコレステロールの合計である「Non-HDLコレステロール」を用いることにより、トリグリセリドに関連するリスクが総合的に評価できます。

透析患者における脂質関連項目の指標

　透析患者の動脈硬化は、非透析者で問題になる粥状動脈硬化病変以外に、骨・ミネラル代謝関連の石灰化病変などさまざまな因子がかかわっています。本項では、粥状硬化病変に関連する脂質の目標値について解説します。

　コレステロールやトリグリセリド（TG）は、血漿中で安定に存在するためにアポ蛋白質と結合して、球状のリポ蛋白質となっています。食事由来のコレステロール、トリグリセリドから肝臓で合成された超低比重リポ蛋白質（VLDL）は「コレステロール：トリグリセリド＝1：5」とトリグリセリドの割合が多いです。

　日本透析医学会のガイドラインでは、透析患者においても、脂質異常症、心血管疾患、とくに心筋梗塞発症の独立した危険因子であるとして**表1**の指標を提示しています[1]。非透析者と透析患者の目標値は、LDLコレステロールは同じ（**表2**）[2]ですが、透析患者の目標のなかにトリグリセリドはありません。透析患者でも高トリグリセリド血症は心筋梗塞や脳梗塞のリスク因子ですが、透析患者の採血は絶食状態で行うことが少ないです。しかし、ト

表1 ● 血液透析患者における心血管合併症の評価と治療（文献1を参考に作成）

- ルーチン評価：透析前（随時採血）
  LDL-C、Non-HDL-C、HDL-C、TG
- 管理目標値は、虚血性心疾患の予防のために、
  ・一次予防：LDL-C < 120mg/dL、あるいは Non-HDL-C < 150mg/dL
  ・二次予防（再発予防）：LDL-C < 100mg/dL、あるいは Non-HDL-C < 130mg/dL
- 食事・運動療法にて脂質管理目標に達しなければ、スタチンの投与を考慮する
- 低脂血症を呈する場合は、栄養状態の評価と対策を考慮することが望ましい

表2 ● 非透析患者における脂質関連項目の基準値（文献2を参考に作成）

- 一次予防：LDL-C < 120mg/dL、TG < 150mg/dL、HDL-C ≧ 40mg/dL
- 二次予防（再発予防）：LDL-C < 100mg/dL、TG < 150mg/dL、HDL-C ≧ 40mg/dL

表3 ● 透析患者の心血管合併症のリスク因子

リポ蛋白質の高値（↑）低値（↓）	リスクが増加するもの
LDL-C ↑	心筋梗塞
LDL-C ↓	脳出血
HDL-C ↓	心筋梗塞、脳梗塞
Non-HDL-C ↑	心筋梗塞
TG ↑	心筋梗塞、脳梗塞
Tcho ↓	心血管死亡

リグリセリドを多く含む VLDL、LDL の合計である Non-HDL コレステロールを用いることにより、トリグリセリドに関連するリスクが総合的に、かつ絶食状態でない随時採血で評価できます（**表3**）。

総コレステロール低値には注意が必要

　総コレステロール（Tcho）低値が死亡や心血管死亡と関連するのは、透析患者の低栄養状態の予後が非常によくないことと関連があります。血清アルブミン値 > 4.5g/dL では Tcho 高値で死亡リスクが高いのですが、血清アルブミン低値、低 BMI の低栄養の患者では、Tcho は低く、心筋梗塞の発症は

多くなくても発症したときの致死率は高いとの報告[3]があります。低脂血症の低栄養状態の患者では、それらの状況の予防や改善策を検討する必要があります。

透析患者の脂質異常症の治療

　透析患者では、トリグリセリド低下目的で使用されるフィブラート系薬剤は禁忌です。コレステロールの低下目的でスタチンが使用されます。

　Tcho低値の栄養状態不良、高齢者などでは予後が悪いことから、透析患者への脂質低下薬投与の有効性が疑問視されることもありました。また、CKD患者対象の脂質低下薬のランダム化比較試験において、透析患者は心血管疾患の抑制効果が証明されませんでした。しかし、同試験において、透析患者でも経皮的冠動脈形成術（PTCA）、冠動脈バイパス術（CABG）などのイベントを心臓死、非致死性心筋梗塞にあわせて解析すると、投与によってリスクが低下することが示されたため、透析患者に心血管イベント発症リスク低下の目的で脂質低下療法を行うことの根拠はあるとされています[1]。

引用・参考文献

1) 日本透析医学会. 血液透析患者における心血管合併症の評価と治療に関するガイドライン. 日本透析医学会雑誌. 44（5）, 2011, 337-425.
2) 日本動脈硬化学会. 動脈硬化性疾患予防ガイドライン2017年版. 東京, 日本動脈硬化学会, 2017, 148p.
3) Shoji, T. et al. Chronic kidney disease as a metabolic syndrome with malnutrition--need for strict control of risk factors. Intern. Med. 44（3）, 2005, 179-87.

医療法人社団石川記念会新宿石川クリニック院長　田中好子　たなか・よしこ

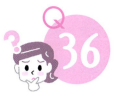 透析患者の肝機能の目標値は非透析者と同じなの？

 ズバリお答えします！

肝障害の指標である血清トランスアミナーゼのアスパラギン酸アミノトランスフェラーゼ（AST）、アラニンアミノトランスフェラーゼ（ALT）の透析患者の基準値は、健常人より低値です。

透析患者のトランスアミナーゼ基準値は低い

透析患者のトランスアミナーゼは、腎機能正常者より低値です。肝障害の指標、血清トランスアミナーゼのアスパラギン酸アミノトランスフェラーゼ（AST）、アラニンアミノトランスフェラーゼ（ALT）は、肝細胞に含まれる酵素であり、肝細胞が破壊されると血中にそれらが放出されて血液の AST、ALT が上昇します。

健常人における管理目標値は、日本人間ドック学会の判定区分によるとAST ≦ 30U/L、ALT ≦ 30U/L が異常なしです。これより高い数字をみると肝炎、脂肪肝、胆嚢、胆道の疾患などを念頭に入れますが、まずはウイルス性肝炎のスクリーニングが必要です。

透析患者のトランスアミナーゼは、Nakayama ら[1]の報告で以下のように示されています。

- 非 C 型肝炎患者：AST 15.3 ± 9.2U/L、ALT 12.5 ± 8.8U/L
- C 型肝炎患者：AST 22.9 ± 17.6U/L、ALT 22.7 ± 20.0U/L

健常人と同じように C 型肝炎患者では非 C 型肝炎患者より高い値ですが、いずれにおいても健常人より低い範囲にあり、透析患者の C 型肝炎罹患者の平均値は、健常人ではよくみられる範囲です。

透析患者のトランスアミナーゼが低値なのは、トランスアミナーゼがはたらくときに必要な補酵素のビタミンB_6が透析患者では欠乏している、あるいはそのはたらきを阻害するものが透析患者の血漿中にあるためではないかという報告[2]があります。

透析患者のAST、ALTをみるときの注意点

　透析患者ではトランスアミナーゼが低いために、一般の基準値内で変動しているような肝障害は、あまり認識されずに経過している場合もあると思われます。健常人と同様にAST、ALTが正常範囲でも、肝炎などに罹患している患者がいます。透析患者を含む慢性腎臓病ではHCV感染率が3.9～7.9％と高いですが、C型肝炎に感染しているかどうかはAST、ALTが低いこともあってわからないため、転入時にはかならず抗HCV抗体を調べておく必要があります。B型肝炎についても同様です。

　透析患者の肝機能の目標値というのはとくに言及されていませんが、個々の患者においてのトランスアミナーゼの変動に注意することが大切です。いわゆる正常の基準値範囲内にあっても、変動幅が大きいときは何らかの肝障害が起こっている可能性を考えなければなりません。

透析患者にみられる肝機能異常

1）AST、ALT両方が上昇する病態

　肝炎、肝硬変、感染症、薬剤性肝障害、うっ血肝、肝胆道系の器質的疾患、脂肪肝、自己免疫性肝炎、腫瘍などが考えられます。透析患者でときどきみられるのは肝炎、薬剤性肝障害、胆道結石などです。また、水分コントロール不良により体液貯留が慢性的に続いたりすると、うっ血肝により肝障害を来すことをときどき経験します。

2）ASTだけが上昇する病態

　ASTは肝臓、骨格筋、心筋、血球などのなかに存在するので、肝障害だけでなく骨格筋の障害（横紋筋融解症）、心筋梗塞、溶血などでも上昇します。

3）ALTだけが上昇する病態

　ALTについてはほぼ肝臓に存在するので、肝臓以外のときは上昇しません。

4）アルカリホスファターゼ（ALP）が上昇する病態

　アルカリホスファターゼ（ALP）は肝胆道系の酵素でもありますが、腎臓、骨、小腸などでもつくられています。何らかの肝障害により胆汁の流れが滞ると上昇します。透析患者の場合、ALPだけが上昇していることがよくあります。これは、骨・ミネラル代謝異常、副甲状腺機能亢進症や骨粗鬆症といった骨の異常のことが多いです。また、悪性腫瘍の骨転移のこともあります。

引用・参考文献

1) Nakayama, E. et al. Prognosis of anti-hepatitis C virus antibody-positive patients on regular hemodialysis therapy. J. Am. Soc. Nephrol. 11 (10), 2000, 1896-902.
2) Van, Lente F. et al. Carbamylation of apo-aspartate aminotransferase: a possible mechanism for enzyme inactivation in uremic patients. Clin. Chem. 32 (11), 1986, 2107-8.

医療法人社団石川記念会新宿石川クリニック院長　田中好子　たなか・よしこ

Q37 ヒト心房性ナトリウム利尿ペプチド（hANP）/脳性ナトリウム利尿ペプチド（BNP）から何がわかるの？

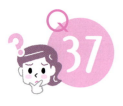

hANP、BNPはいずれも体液量の指標になります。とくに心臓の機能に対して過剰かどうかを数値化できるため、ドライウエイトを決定するための参考になります。

hANPとは

　ヒト心房性ナトリウム利尿ペプチド（hANP）は、おもに心房筋の伸展刺激により産生分泌されますので、心房圧すなわち循環血液量の指標になります。そのため透析後のhANP値はドライウエイト調節の指標として利用されています。透析患者では25〜100pg/mL以下が基準とされていますが、これは健常人の基準値（43pg/mL未満）より高値になっています。この理由としては、hANP自体が腎臓から排泄されるため、腎機能低下により体への蓄積がある可能性が考えられていますが、一方で半減期は2分と短いために、排泄および透析による除去に影響されないという考え方もあります。また、貧血や内シャントによる静脈還流量の増加が心房に対する負荷になることも、透析患者で数値が高い原因の一つと考えられます。

　hANPが上昇する原因としては体液量増加のほかに不整脈（洞性頻脈、発作性上室性頻拍、心房細動の初期）、心室筋負荷（心肥大、高血圧、心不全）が考えられます。hANPは心室でも産生されていますので、心室に負荷がかかった状態でも分泌が増加して血清値は上昇します。透析患者では、高血圧による心肥大心筋線維化リモデリング、糖尿病性心筋障害、体内過剰水分、

虚血性心疾患など、hANP が上昇する要素が多いため、生理的な反応として高値となっている可能性がありますが、実際に hANP 25pg/mL 以下の症例では、透析中に血圧が下降することが多いようですので、そういう場合にはドライウエイトを増加します。

BNP とは

　脳性ナトリウム利尿ペプチド（BNP）は、心筋で生成された BNP 前駆体（proBNP）が、BNP と NT-proBNP に切断され分泌されます。心筋の大部分を左室筋が占めるので、左室の拡張終期圧を反映し、これが上昇するような高血圧、左室肥大のほか、加齢により上昇します。また、さまざまな原因による心不全、とくに左心不全で上昇します。

　BNP には体のいろいろな条件が影響するため、同じ数値であっても個々の症例で異なった解釈がされます。しかし、一人の患者で経時的に変動した場合には、上昇によって心不全の増悪や新たに心不全を発症したこと、下降により心不全が改善したと考えられます。現在、BNP も NT-proBNP も測定が可能ですが、物質としての安定度から心不全の指標としては、NT-proBNP がより優れていると考えられています。また、検体として血清を用いることができるのも NT-proBNP の利点です。いずれの測定値も心臓と体液のバランスを鋭敏に示すため、透析患者における正常値についてコンセンサスはないのが現状です。透析前の測定で BNP は 200pg/mL まで、NT-proBNP については 6,000pg/mL までとする報告が多いようです。一度の数値で方針を決定するのではなく、経時的に測定して、その変化を生活環境の変化を含めた患者の様子やほかの検査所見と関連づけて考えるのが上手な使い方だと思います。

　筆者の場合は、個々の患者について BNP、NT-proBNP の基準値を臨床症状、胸部 X 線写真、心エコーの下大静脈径などを参考にあらかじめ設定し、心不全の悪化を疑うときに再測定しています。基準値より 1.5 〜 2 倍のときには心不全悪化の可能性、2 倍以上の場合はほぼ確実に心不全が悪化してい

ると考え、その原因（虚血性心疾患、弁膜症など）を検索しています。

ドライウエイトの設定

　ドライウエイトの設定は、胸部X線写真、心エコーの下大静脈径、臨床症状、透析記録、hANP、BNP値などから総合的に判断しています。調整の際はhANP 50～100pg/mL程度を目安としていますが、BNPを同時測定して両者が連動することを確認しています。心胸比（CTR）は脱水の指標としては感度が悪いようですが、hANPはDWを増加の方向で再設定する際は、有用な指標と考えています。

医療法人社団布川会笹塚・代田橋透析クリニック院長　布川朝雄　ぬのかわ・ともお

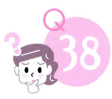

Q38 CRPが急に高くなった場合は何が起こっているの?

ズバリお答えします!

透析患者においては、CRP値が急に高くなった場合に多いのは感染症です。何らかの症状を伴う感染症であれば、その軽快とともに数値も改善傾向となります。長期間高値が持続する場合は慢性疾患、とくに悪性腫瘍を念頭に検索する必要があります。膿瘍や抗酸菌感染などの自覚症状に乏しい感染症も検索の対象です。

CRPとは

C反応性蛋白(CRP)は、肺炎球菌のC多糖体と反応する蛋白質なのでこの呼称となっています。炎症や組織障害の急性期に血中に増加する蛋白質の総称である急性期蛋白の代表的なもので、原因の発生後12時間程度で増加します。CRPの上昇は値が高いほど体の変化が強いことを示しますが、その原因はCRP値自体からはわかりません。「体のなかに何か炎症のような異常が起こっている」というのがCRP異常値の意味です。

多くの場合は外傷や感染症、悪性腫瘍、自己免疫疾患が潜在していると考えますが、血液透析患者の場合にはくり返す穿刺や透析膜への暴露によって、つねに弱い炎症が起こっているため、ふだんから正常範囲内とならない患者もいます。施設によっては定期的に測定しているところもありますが、悪性腫瘍や関節リウマチなどの自己免疫疾患でも持続的に高値を示します。それが急に上がった場合には、これらの疾患が増悪した、活動性が上がったことを意味しますが、それよりも臨床の場で圧倒的に多いのは感染症であろうと思います。何らかの症状を伴う感染症であれば、その軽快とともに数値も改

表　CRPが高値になりうる病態

- 感染症
- 外傷、手術
- 組織障害（心筋梗塞、腎梗塞、皮膚炎など）
- 妊娠・出産
- 悪性腫瘍
- 自己免疫疾患
- 炎症性疾患（肝炎、膵炎など）
- そのほか（喫煙など）

善傾向となりますが、長期間高値が持続する場合には慢性疾患、とくに悪性腫瘍を念頭に検索する必要があります。また膿瘍や抗酸菌感染などの自覚症状に乏しい感染症も検索の対象となります（表）。

CRPの基準値と注意点

　施設によっても異なりますが、一般的にCRPの正常値は0.3mg/dL未満です。おおざっぱな目安としては、感冒などの軽症では5mg/dL未満程度です。また10mg/dLを超えるようであれば入院が必要な場合があります。敗血症などの重篤な状態では20mg/dL以上となり、最高値は50mg/dLくらいではないかと思います。CRPの変化で大切な特徴は、身体の変化から数値が上昇するまでに少し時間がかかることです。感染症の場合も白血球の上昇からは遅れて上昇することが多いのですが、逆に改善するときも同様に遅れます。慢性疾患の活動性を評価する場合は問題にならない程度のタイムラグですが、急性の感染症の管理を行う場合には注意が必要です。

　また、CRPはたんぱく質ですから肝臓で生成されます。そのため重症の肝不全、多臓器不全の状態では、疾患の重症度を反映するほど生成されずに予想外の低値を示すこともあります。全身状態をよく観察して、改善したと勘違いしないことが大切です。

医療法人平和会吉沢医院理事長　吉澤守　よしざわ・まもる

Q39 標準化透析量（Kt/V）って何？

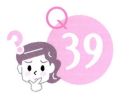

標準化透析量（Kt/V）は血液透析の透析量の指標として用いられています。尿素の除去という点からみた透析量の指標で、1回の透析で総体液量の何回分をきれいにしたかを表しています。

標準化透析量（Kt/V）とは

　標準化透析量（Kt/V）とは、尿素の除去という点からみた透析量の指標で、1回の透析で総体液量の何回分をきれいにしたかを表しています。それぞれ「K＝ダイアライザの尿素クリアランス（mL/min）」「t＝透析時間（min）」「V＝総体液量（mL）：体重の約60％」を示しています。

- 例：尿素クリアランス190mL/min、透析時間4時間（240min）、ドライウエイト50kgの場合「190（K）× 240（t）÷ 50 × 0.6（30,000V）= 1.52」

　2001年の日本透析医学会統計調査ではKt/V 1.4～1.8で死亡リスクが低く、1.2以下では死亡リスクが高いとの報告があります[1]。Kt/Vの数値を正確に求めるには、透析終了時の採血のタイミング、穿刺部の位置、狭窄による実測の血流低下、再循環、栄養不良などがないかをかならず確認します。

Kt/Vの計算式[1]と臨床での考え方

　Kt/Vを求めるための数学的計算式には、表[1,2]の4式があります。また、4式の比較を図1に示します。評価する場合は、個々の患者に対して、同じ式を継続して使用することが重要です。

表 ● Kt/Vurea の計算式（文献 1、2 を参考に作成）

- **Gotch の式（Kt/Vurea）**
  - Kt/V = ln（透析前 BUN/ 透析後 BUN）

  除水や尿素の産生の影響を無視できると仮定した 1-compartment model を適用している。

- **Shinzato の式**
  - http://optimal-dialysis.jp/download.html（2019 年 4 月閲覧）

  1 週間の尿素の産生量は、1 週間に除去される尿素量に等しいとの考え方から蛋白異化率も同時に計算されるようになっている。日本透析医学会統計調査結果の解析に用いられている。Daugirdas の式との相関が高い。

- **Daugirdas の式**
  - spKt/V ＝－Ln（Ct/Co － 0.008t）＋（4 － 3.5Ct/Co）×△BW/（BW）

  Ct：透析後 BUN、Co：透析前 BUN、t：透析時間（h）、△BW：透析中の体重減少、BW：ドライウエイト（透析後の体重）

  除水や尿素の産生の影響を考慮した 1-compartment model を適用している。わが国の臨床現場で現在もっともよく用いられ、尿素の除去指標として推奨されている。

- **equilibrated Kt/Vurea（eKt/V）**

  透析後の尿素濃度にリバウンドが認められることを考慮して体液を二区画とみなした double-pool model を考慮した式。一般的に eKt/V は spKt/V より、0.2 程度小さな値となる。

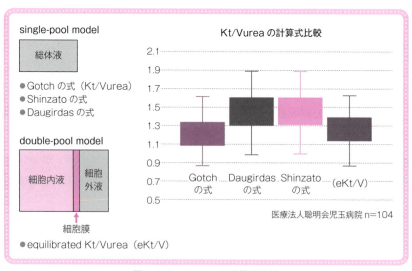

図 1 ● Kt/Vurea の計算式比較

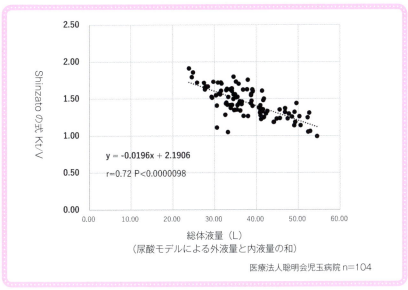

図2 ● Kt/V と総体液量の関係

　同じダイアライザを使用し、透析時間を同じにした場合のKtの値は同じになります。体が大きな患者でも小さな患者でも、Ktを等しく適応するためには、Ktを体の大きさの指標となる何らかのパラメータで割って標準化する必要があります。体の大きさの指標として体水分量を採用すれば、尿素の除去という点からみた標準化透析量としてのKt/Vが得られます。**図2**に新里が開発した尿酸 kinetic model 解析ソフト[3]を用いたKt/Vの関係を示します。総体液量が増大するほどKt/Vの値が低くなっています。

　Kt/Vの値が低い場合は、クリアランス（ダイアライザの性能）はよいのか、透析の治療時間は足りているのかを考えます。ちなみにクリアランスとは、ダイアライザに流入する血流量のうち、どれだけが完全に浄化されたかに相当する流量ですので、クリアランスを大きくするには、面積を大きくするよりも血流量を増加させたほうがよいと考えます。また、体重が大きいほどクリアランスと時間が大事になります。

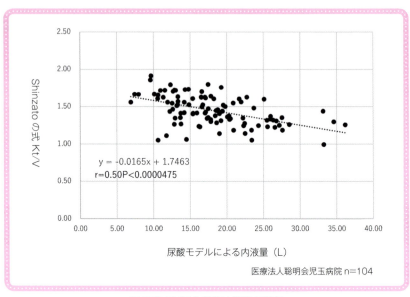

図3 ● Kt/V と細胞内液量の関係

Kt/V と栄養状態[3)]

以下に、比較的体の大きな患者の症例を示します。

● 症例

透析前 BUN 100mg/dL、透析後 BUN 10mg/dL、アルブミン 3.0g/dL、DW 70kg、透析時間 4 時間、血流量 200mL/min、ダイアライザ面積 1.5m^2
→ Gotch の式を用いて算出：Kt/V = Ln（100/15）= 1.88

この Kt/V 1.88 の値について考えてみましょう。BUN が高く、アルブミン値が低いということは、シャント機能低下による再循環、栄養不良による蛋白異化作用などが推測できます。加齢によって栄養状態は悪化することが知られています。また、透析によるクリアスペース（Kt）が同じであれば、体液量すなわち細胞内液量（筋肉量）[2)] の大きな患者では、Kt/V は小さくな

ります（図3）。年齢およびKt/Vと細胞内液量は逆相関するのです。

　毎月の定期検査によるKt/Vは、透析効率だけでなく、患者の筋肉量、栄養状態の低下が早期に発見でき、Kt/Vの広い視野での臨床評価が期待できると考えています。

引用・参考文献

1) 日本透析医学会統計調査委員会．"生命予後"．図説 わが国の慢性透析療法の現況（2000年12月31日現在）．東京，日本透析医学会，2001，508-9．
2) 日本透析医学会．日本透析医学会維持血液透析ガイドライン：血液透析処方．日本透析医学会雑誌．46 (7)，2013，587-632．
3) 新里高広ほか．"Kinetic modelを解析することにより得られる尿酸分布容積と細胞外液量との関係"．ハイパフォーマンスメンブレン '18．腎と透析85巻別冊．東京，東京医学社，2018，6-10．

医療法人聡明会児玉病院血液浄化センター副センター長／臨床工学課長　**小川一**　おがわ・はじめ

医療法人聡明会児玉病院血液浄化センター臨床工学課臨床工学技士　**河野李沙**　かわの・りさ

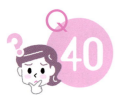

Q40 β₂ミクログロブリン値から何がわかるの？

ズバリお答えします！

β₂ミクログロブリンは分子量 11,800 の低分子量たんぱく質で血清、尿、髄液など体液全般に存在しています。低分子量に分類されており、血中β₂ミクログロブリンの95％が糸球体基底膜を通過し、そのほとんどが近位尿細管から再吸収されます。健常人の血清濃度は 0.8〜1.8mg/L ですが、腎不全患者では腎臓から排泄が低下しています。そのためβ₂ミクログロブリンの血中濃度は正常値より 10〜40 倍高値となります。

β₂ミクログロブリンとは

　β₂ミクログロブリンが重要な物質である理由は、透析アミロイド症に関与しているからです。透析アミロイド症は長期透析患者に認められるもので、骨、滑膜、靱帯などにアミロイド蛋白が沈着し、関節痛、神経痛、運動障害をひき起こす病気です。β₂ミクログロブリンは、その病変部位に沈着するアミロイド蛋白の主要な構成成分であることがわかっています。これが原因となって起こるおもな症状としては、手根管症候群、破壊性脊椎関節症、アミロイド関節症、心臓および消化管などの臓器障害があげられます。たとえば、手根管症候群は手根管内にアミロイドが沈着した結果、正中神経が圧迫され、手指の知覚異常や疼痛や筋力低下が起こります。透析歴10年で患者の20％に発症します。これらの症状は患者のQOLを下げ、場合によっては外科的治療も必要となります。

　β₂ミクログロブリンの透析前血中濃度と透析アミロイド症発症とは直接

の関連性はないものの、透析患者の生命予後と関連するという報告もあり、尿毒症性物質として除去対象となっています[1]。

β_2ミクログロブリンの除去

　最近は高性能ダイアライザが使用されるようになり、拡散や内部濾過の効果でβ_2ミクログロブリンは除去されています。血流量や透析膜面積の増大でその効果を上げることが可能です。ガイドラインでは透析前血清β_2ミクログロブリン濃度＜30mg/Lが達成できるような透析条件の設定が推奨されています。可能ならば25mg/L未満が達成できることが望ましいです。3ヵ月に1回程度の採血にて濃度モニターを行います[1]。透析患者ではβ_2ミクログロブリンは透析効率のマーカーの一つとして重要です。

引用・参考文献

1) 日本透析医学会. 日本透析医学会維持血液透析ガイドライン：血液透析処方. 日本透析医学会雑誌. 46 (7), 2013, 587-632.

医療法人社団永進会聖蹟桜ヶ丘じんクリニック院長　**小池鈴華**　こいけ・すずか

Q41 nPCR、%CGRから何がわかるの？ どう算出するの？

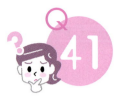

ズバリお答えします！

nPCRとは標準化蛋白異化率の略で、体重1kgあたりに産生される尿素窒素の量です。%CGRとは%クレアチニン産生速度のことで、どれくらい筋肉量があるかを表しています。

標準化蛋白異化率（nPCR）とは

　nPCRとは標準化蛋白異化率の略で、体重1kgあたりに産生される尿素窒素の量です。その名のとおり、蛋白質が異化（分解）されると、構成成分の一つである窒素が尿素窒素として産生されます。食事から摂取されるたんぱく質の量を反映しており、栄養状態の指標の一つとして使用されています。尿素窒素は血液検査で毎回見かけるBUNのことです。

1）nPCRの意義

　わが国では高齢者の割合が年々増加しており、透析患者においても同様に高齢化がすすんでおり、PEW、サルコペニア、フレイルに関する栄養研究が報告されています[1]。それらをなるべく早期に発見し、ADLや生命予後の改善に結びつけられるようにさまざまな栄養状態の指標があります。透析患者の栄養状態の指標としては血清アルブミン値、BMI、血清クレアチニン、血清BUN値などがあげられます。

2）nPCRの基準値

　nPCRの単位はg/kg/dayで、1日あたりに体重1kgに対してどれくらいたんぱく質を摂取したかを表しています。目標値は、一般的には0.9〜1.4g/dayとされます。ガイドラインでは、慢性血液透析患者および腹膜透

表 1 ● nPCR の算出方法（文献 3 より）

- nPCR = PCR/BW
  PCR =（G + 1.2）× 9.35（g/day）
  G =（BUN next pre － BUN post）×（V/⊿t）
- 身長を用いて肥満・るい痩の別を考慮した相関式
  男性：V = － 14,249 + 196.78HT + 295.71BW
  女性：V = － 9,926 + 170.03HT + 213.71BW

BUN next pre：次回透析前の BUN 値　BUN post：透析終了後の BUN 値
⊿t：透析と次回透析までの時間　V：体液量　HT：身長（cm）　BW：体重（kg）

析患者のたんぱく質摂取量は 0.9 〜 1.2g/day となっており、おおむね一致します[2]。若年男性は高値に、高齢の女性はとくに低値になる傾向があります。血清リン値にも注意しつつ、nPCR をみて食事量が少ないと思われる患者にいかにして食事量を増やしてもらうかが、栄養状態さらには予後を改善する一つのポイントになります。

3）nPCR の算出方法

計算するうえで必要な情報は、透析後の BUN 濃度（mg/dL）、次回透析前の BUN 濃度（mg/dL）、透析終了後次回透析までの時間（hr）、体重（kg）、身長（cm）です。計算式は**表 1**[3] のとおりです。

％クレアチニン産生速度（％ CGR）とは

血清クレアチニン値が筋肉量と相関していることはご存じかと思いますが、クレアチニン産生速度は筋肉量を反映しています。同年齢、同性の健康な人を 100 として、患者がどれくらい筋肉量があるかを表しています。

1）％ CGR の意義・基準値

％ CGR は筋肉量を反映していますが、この値が透析患者の予後に大きく関係しています。日本透析医学会のデータではもっとも強力な予後予測因子として認められています。％ CGR が 60 を下回ると死亡リスクは 2.4 倍にもなりますが、一方で 110 〜 120 の群では 0.58 倍とかなり低下します[3]。このことからも％ CGR にて筋肉量を評価し、低い群ではより食事療法を強

表2 ● %クレアチニン産生速度（% CGR）の算出方法（文献4より）

- 透析終了後の血清クレアチニン濃度（Cr）を求める式
  Cr = {− 81.622 × Ln (Ce/Cs) /60Td + 0.942} Ce

- 総クレアチニン産生速度（gtotal）を求める式
  gtotal = Cs {7,056/A + ⊿BW/BW × 240/（72 − Td）}
  A = 3,864 +（7.8 × Td + 411）× Ln (Cr/Cs) − 1.5 × Td − 1,449/{(0.019 × Td + 0.999) × Ln (Cr/Cs) − (0.00367 × Td − 0.0219)}

- 経口的に摂取したクレアチニン産生量（gext）を求める式
  gext = 7.79nPCR × nPCR − 7.91nPCR + 1.93

- クレアチニン産生速度（gint）を求める式
  gint = gtotal − gext

- % CGR（%クレアチニン産生速度）を求める式
  男性：% CGR = gint/（23.53 − 0.15y）× 100
  女性：% CGR = gint/（19.58 − 0.12y）× 100

gint：内因性クレアチニン産生速度　gtotal：総クレアチニン産生速度　gext：外因性クレアチニン産生速度
Cs：透析前クレアチニン　Ce：透析後クレアチニン　Td：透析時間（h）　BW：透析後 BW
⊿BW：総除水量（Kg）（透析前後の体重の差）→ 透析前 BW − 透析後 BW　nPCR：標準化蛋白異化率

化する必要性があることがうかがえます。平均がおよそ 100 となりますが、110 以上を目標とすることが望ましいと考えられます。

2）% CGR の算出方法

　算出に必要な項目は、透析前後の血清クレアチニン値、透析時間、透析前後の体重、nPCR です。計算式は表2[4] のとおりです。

引用・参考文献

1) 神田英一郎ほか．Dialysis therapy, 2016 year in review：栄養．日本透析医学会雑誌．50（12），2017，752-4．
2) 日本透析医学会．慢性透析患者の食事療法基準．日本透析医学会雑誌．47（5），2014，287-91．
3) Shinzato, T. et al. Determination of Kt/V and protein catabolic rate using pre- and postdialysis blood urea nitrogen concentrations. Nephron. 67 (3), 1994, 280-90.
4) Shinzato, T. et al. New method to calculate creatinine generation rate using pre- and postdialysis creatinine concentrations. Artif. Organs. 21 (8), 1997, 864-72.

医療法人社団優腎会優人上石神井クリニック院長　関口嘉　せきぐち・よしみ

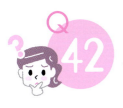

Q42 プロトロンビン時間（PT）、活性化部分トロンボプラスチン時間（APTT）から何がわかるの？

> 血液が凝固する機序を数値化したものが、プロトロンビン時間（PT）と活性化部分トロンボプラスチン時間（APTT）です。時間延長は血液の出血傾向、止血障害を表しています。PT 延長、APTT 延長、両者とも延長によって、活性が低下している凝固因子の大まかな場所を知る手がかりとなります。

血液凝固因子のはたらき

　血液が凝固する機序には「外因系」と「内因系」があります。「外因系」は血液が血管"外"に出て組織液と触れることで、「内因系」は血管"内"の異物に触れることで凝固反応がはじまることが名前の由来となっています。それらを数値化し検査したものが、それぞれプロトロンビン時間（PT）と活性化部分トロンボプラスチン時間（APTT）です。

　外因系は第Ⅶ因子、内因系は第Ⅻ、Ⅺ、Ⅸ、Ⅷ因子、そして共通として第Ⅹ、Ⅴ、Ⅱ、Ⅰ因子がかかわっています（図）。PT 正常範囲は 10.5 〜 13.5（秒）くらい、％ 70 〜 130（％）くらい、比 0.85 〜 1.15 であり、APTT 正常範囲は 24.3 〜 36.0（秒）です。

　注目すべきは PT や APTT の数値が基準範囲以上に高値となっている場合です。それぞれ「PT 延長」「APTT 延長」といい、凝固機序に何らかのアプローチまたはトラブルによる血が止まりにくい状況（出血傾向、止血障害）を表しています。PT 延長なのか、APTT 延長なのか、その両方であるのか

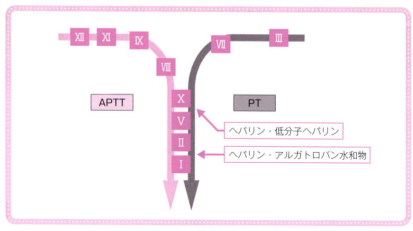

図 ● 凝固機序（簡易版）
ローマ数字は凝固因子を表しており、上から下へ機序がすすむ。矢印（→）は抗凝固薬による阻害部分。

を確認することで、活性が低下している凝固因子の大まかな場所を知る手がかりとなります。

1）プロトロンビン時間（PT）延長の場合

　PT延長の場合、第Ⅶ、Ⅹ、Ⅴ、Ⅱ、Ⅰ因子、すなわち外因系因子の活性が低下しています。第Ⅱ、Ⅶ、Ⅹ因子はビタミンKに依存しており（ビタミンK依存性凝固因子）、欠乏すると凝固因子活性が低下するため結果としてPT延長となります。ビタミンKが不足する状態は抗菌薬投与中、胆汁うっ滞、食事量が減ってしまっているとき、あるいは治療として絶食が強いられるときに認められます。またワルファリンカリウム（以下ワルファリン）はビタミンK拮抗薬であり、内服すると同様の効果によってPT延長となります。採血ではわかりやすいPT比（PT-INR）を測定しましょう。

2）活性化部分トロンボプラスチン時間（APTT）延長の場合

　APTT延長の場合、第Ⅻ、Ⅺ、Ⅸ、Ⅷ、Ⅹ、Ⅴ、Ⅱ、Ⅰ因子、すなわち内因系因子の活性が低下しています。ヘパリン投与時、血友病、抗リン脂質抗体症候群、播種性血管内凝固症候群（DIC）などで認めます。

表 ● 透析で使用する各抗凝固薬とAPTT/PT-INRの関係

	ヘパリン	低分子ヘパリン	ナファモスタットメシル酸塩	アルガトロバン水和物
おもな抗凝固機序	抗Xa因子作用 抗トロンビン作用	抗Xa因子作用	蛋白分解によるトロンビン、活性型凝固因子の不活化	抗トロンビン作用
APTT	延長する	延長する	ほぼ延長しない	延長する
PT-INR	延長する	延長する	ほぼ延長しない	延長する

※トロンビン＝第Ⅱa因子（第Ⅱ因子が活性化すると第Ⅱa因子となる。これは第Ⅰ因子へはたらきかける）

3）両者が延長している場合

PT・APTT両者で延長している場合は、共通因子の異常が考えられますが、原因としてビタミンK欠乏症、ワルファリン内服、肝障害などがあります。

PT・APTTへの薬剤の影響

透析患者では透析が終了し抜針した後、圧迫止血に十分な時間が必要です。その理由の一つに、透析回路凝固防止のためにかならず抗凝固薬を使用していることがあげられます。使用薬剤はヘパリン、低分子ヘパリン、ナファモスタットメシル酸塩、アルガトロバン水和物の4種類があります。種類によってPT延長、APTT延長となります（表）ので、止血には時間がかかります。また、透析中や透析後の採血でのPT・APTT測定は、これら薬剤の影響を受けるため無意味です。透析患者に対して凝固系採血をする場合は透析前にすることが必須です。留置カテーテルからの採血はヘパリン充填の影響を受けるので、透析前であっても凝固系採血は無効です。透析前に患者の血管から直接採血をしましょう[1]。

一方で、透析以外にも心房細動、脳梗塞後、弁膜症、心臓弁置換術後など、血栓症および塞栓症が問題となる病態には、抗凝固薬が使用されます。これらの疾患の代表的な治療薬であるワルファリンはPT-INRが適度の治療域内であれば良好な抗凝固療法となりますし、効果不十分であれば血栓症および

塞栓症が出現します。よってワルファリンを内服している患者は定期的にPT-INRを測定し、治療域内に保つようにします。疾患や年齢によって目標推奨値がおのおのありますが、PT-INR 1.6〜3.0が目標となっています[2]。なお透析患者は原則ワルファリン内服禁忌ですが、ワルファリン治療が有益と判断された透析患者は内服し、PT-INR＜2.0に維持することが望ましい[1]とされています。

　病態や併用している抗凝固薬、抗血小板薬、食事の有無に影響を受け、止血困難になり、時には消化管出血、脳出血など、重要臓器から出血する場合もありますので、透析患者に定期的なPT・APTT測定は重要です。

引用・参考文献

1) 日本透析医学会．血液透析患者における心血管合併症の評価と治療に関するガイドライン．日本透析医学会雑誌．44（5），2011，337-425．
2) 日本循環器学会／日本心臓血管外科学会合同ガイドライン．心房細動治療（薬物）ガイドライン（2013年改訂版）．(http://www.j-circ.or.jp/guideline/pdf/JCS2013_inoue_h.pdf，2019年4月閲覧)．
3) 朝倉英策．しみじみわかる血栓止血：DIC・血液凝固検査編．東京，中外医学社，2014，150p．

医療法人社団永進会聖蹟桜ヶ丘じんクリニック院長　**小池鈴華**　こいけ・すずか

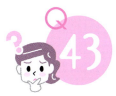

Q43 糖尿病患者の血糖はいつ測ればいいの？

ズバリお答えします！

　低血糖を回避するため、飢餓時としての朝食前測定に加えて、糖尿病薬やインスリンを投与中の透析患者では、透析開始時の血糖値をできるだけ頻回測定することがすすめられます。また低血糖症状が疑われた場合はかならず測定します。

透析患者の血糖コントロール

　透析患者では糖尿病を合併していることが多く、保存期に比べて血糖コントロールは不安定になります。糖尿病薬やインスリンを投与中の透析患者では、透析開始時の血糖値は頻回に測定したほうがよいでしょう。

体内の糖の流れ

　血糖コントロールを評価するために必要な以下の4つのポイントを理解しておきましょう。

①血液中のグルコースの総量は5g程度で、脳の活発なエネルギー代謝を支えます。

②摂食により体に入った糖は、肝臓グリコーゲン（80g）、筋肉グリコーゲン（200g）、脂肪合成後に中性脂肪（数十kg以上が可能）の順番で変換され、摂取不足に備えて貯蔵されます（図）。

③実際に摂取不足が起こると、貯蔵している肝臓グリコーゲンから糖が放出されるほか、肝臓で乳酸からの糖新生（コリ回路）、アラニンからの糖新生（アラニン回路）、腎臓でグルタミンからの糖新生が起こって、血糖が維持

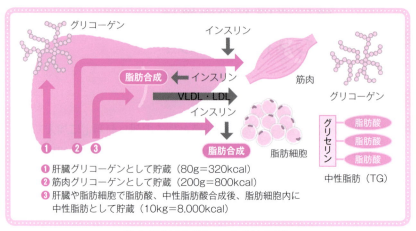

図 ● 摂食時のグルコース分子の流れ

されます。

④透析中には血中カリウム値の低下、アシドーシスの改善、インスリンの遅延作用によって、低血糖が起こることがあります（高カリウム血症に対するグルコースインスリン療法と逆の機序です）。糖はインスリンの作用によって、カリウムと一緒に細胞内に取り込まれます。腎不全ではインスリンの排泄が低下して作用が遷延化します。また、透析によってアシドーシスが改善され、細胞外の酸（H^+）が除去されると、細胞内のH^+が細胞外に移動するのと同時に、細胞外のカリウムの細胞内取り込みが促進され、アシドーシスによるインスリン抵抗性が解除されることからインスリン作用が増強され、予期せぬ低血糖を来すことがあります。

引用・参考文献

1) 三浦義孝ほか. 低血糖はなぜいけないか：臨床・疫学・社会からのアプローチ. 糖尿病プラクティス. 36 (1), 2019, 13-50.
2) J. G. Salway. "グリコーゲン代謝". 一目でわかる代謝. 麻生芳郎訳. 東京, メディカル・サイエンス・インターナショナル. 2012, 52-64. (Metabolism at a Glance).
3) 河原克雅ほか. "種々の調節機構によって血糖値は狭い範囲に保たれている". カラー図解 人体の正常構造と機能. 全10巻縮刷版. 坂井建雄ほか編. 東京, 日本医事新報社, 2010, 310-1.
4) 遠藤仁. 腎アンモニア産生と酸塩基調節. 腎と透析. 67 (1), 2009, 21-6.

社会福祉法人仁生社江戸川メディケア病院院長　三舩瑞夫　みふね・みずお

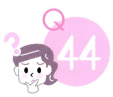

Q44 糖尿病患者の血糖、グリコアルブミン、HbA1cはどうみるの？

「血液透析患者の糖尿病治療ガイド2012」では月1回のグリコアルブミン（GA）の測定が推奨されています[1]。目標値は症例によりますが、おおむね24％程度ではないかと考えられています。一般にはHbA1cが用いられます。透析患者では腎性貧血のためヘモグロビン値自体が低く、赤血球の平均寿命が短く、信頼度が低いためです。

透析患者の糖尿病管理目標

　透析患者の糖尿病管理目標に関して、「血液透析患者の糖尿病治療ガイド2012」に記載があり、指標として月1回のグリコアルブミン（GA）の測定が推奨されています（表）[1]。一般の糖尿病患者ではHbA1cが用いられていますが、腎不全には腎性貧血が併発するため、ヘモグロビン値自体が低く、赤血球の平均寿命が短いため、血糖管理指標としてのHbA1cの信頼度が低く、グリコアルブミンでの管理が優れるとされています[1]。しかし、高齢者ではアルブミンも低値であることが多く、グリコアルブミンもかならずしも正確ではないこと、随時血糖や最近開発された24時間血糖デバイスを用いることなど、さまざまな意見があります。糖尿病の病型や程度、年齢や生活環境にあわせて管理目標と治療方法が異なりますので、可能であれば専門医が方針を立てることが望ましいと思われます。

　とくに重要なのは低血糖で、それにひき続く突然死や認知症の進行が話題になっています。一時強く主張された厳格な血糖管理という治療概念は、合

表 ● 血糖コントロールの意義と指標・目標値（文献1より）

ステートメント
1. 透析開始前の随時血糖値（透析前血糖値）およびグリコアルブミン（glycated albumin；GA）値を血糖コントロール指標として推奨する。
2. ヘモグロビンA1c（HbA1c）値は貧血や赤血球造血刺激因子製剤の影響により低下し、透析患者の血糖コントロール状態を正しく反映しないため参考程度に用いる。
3. 随時血糖値（透析前血糖値：食後約2時間血糖値）180〜200mg/dL未満、GA値20.0%未満、また、心血管イベントの既往歴を有し、低血糖傾向のある対象者にはGA値24.0%未満を血糖コントロールの暫定的目標値として提案する。しかし、確定値の設定には今後の研究成果を待つ必要がある。
4. 低血糖のリスクを回避しつつ、生命予後の向上を目指して随時血糖値（透析前血糖値）、GA値などを総合的に判断しながら、血糖コントロールをする必要がある。

併症の多くなりがちな高齢者においては見直す方向にあり、ガイドライン管理目標値も上方修正されています[2]。実際、2013年の日本糖尿病学会総会での熊本宣言は「糖尿病管理目標値はHbA1c 7.0%未満」という一元的な目標値でしたが、2016年のガイドラインでは、8.0%を超えると網膜症のリスクが高まることから「薬物管理がむずかしい症例は8.0%」、9.0%を超えると、感染症、死亡、高血糖昏睡、転倒のリスクが高まることから「施設入所者レベルの管理目標は8.5%」とされ、合併症を有する高齢糖尿病患者におけるHbA1c管理目標値は上方修正されています。

高血糖と低血糖

血糖管理の目標設置が困難なのは、①急性代謝失調である高血糖昏睡とケトアシドーシス予防、②細小血管障害予防、③大血管障害予防、④サルコペニア、認知症予防と、それぞれ4段階の目的があり、症例の年齢（期待余命）や、おのおのの病態に対する血糖の寄与度に応じて、それぞれ管理目標が異なることが原因と考えられています[3]。

とくに合併症が多くなりがちな透析患者においては、①血漿浸透圧に影響するような高血糖（300mg/dL）の是正、②低血糖の阻止、に加えて、③サルコペニアやPEWのように、インスリン抵抗性・作用不全を原因とする異

化が亢進している患者への対策が必要になります。③に対しては、血糖管理を目標としない低用量の持効型インスリンの投与の検討が必要という意見もあります[4]。

　理想的には高血糖を是正し、かつ低血糖を回避しながら、ホルモン補充療法としてインスリンを持続投与するという3つのポイントを同時達成する必要がありますが、症例によって優先順位と精度を決めて対応する必要があります。

引用・参考文献

1) 日本透析医学会．血液透析患者の糖尿病治療ガイド2012．日本透析医学会雑誌．46（3），2013，311-57．
2) 三浦義孝ほか．低血糖はなぜいけないか：臨床・疫学・社会からのアプローチ．糖尿病プラクティス．36（1），2019，13-50．
3) 葛谷健．"なんのために糖尿病を治療するのか？：治療目標の変遷"．糖尿病医学史談：臨床・研究の歴史をひもとく．東京，医歯薬出版，2017，233-6．
4) 坂本啓．骨格筋におけるインスリンおよび、筋収縮による糖取り込み調節．実験医学．32（9），2014，1332-9．

社会福祉法人仁生社江戸川メディケア病院院長　三舩瑞夫　みふね・みずお

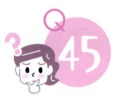

Q45 副甲状腺ホルモン（PTH）が糖尿病患者で低くなるのはなぜ？

高血糖、インスリン作用不足、終末糖化産物（AGEs）などの影響により副甲状腺からのPTH分泌が抑制されるためではないかと考えられています。糖尿病は網膜症、腎症、神経症などさまざまな合併症を認めますが、骨代謝異常もその一つで、糖尿病患者は非糖尿病者に比し骨折リスクが高いことが知られています。

糖尿病患者における骨代謝の特徴

1）PTH分泌低下による低回転骨、無形性骨

　副甲状腺は甲状腺の裏側に通常4個ある数ミリ程度の小さい臓器ですが、副甲状腺ホルモン（PTH）を分泌することにより、骨、腎臓にはたらき血中カルシウム、リン濃度の維持を行っている重要な臓器です。腎不全患者では腎機能低下が進行するに従い、高リン血症や腎臓におけるビタミンD活性化障害による低カルシウム血症などを認めるようになり、これらの刺激により副甲状腺からPTHの分泌が亢進します。長期間この状況が続くと副甲状腺は次第に腫大し、過剰に分泌されたPTHの影響で骨からカルシウム、リンが溶け出し、骨・関節痛、骨折、血管石灰化などが発症します。この病態は二次性副甲状腺機能亢進症と呼ばれており、PTHは60〜240pg/mL（intact PTH値）の範囲にコントロールするようガイドラインで管理目標値が設定されています[1]。

　糖尿病透析患者では、非糖尿病透析患者に比し二次性副甲状腺機能亢進症の頻度が低いことが知られています。糖尿病透析患者と非糖尿病透析患者の

血中PTH濃度を比較してみると、糖尿病患者では非糖尿病患者に比し血中PTH値は低く、管理目標値の下限である60pg/mLを下回る患者が多く存在していたとの報告があります[2]。糖尿病患者で血中PTH値が低い原因としては、血糖値の高い患者ほど血中PTH値が低く、血糖値と血中PTH値は逆相関すること[3]、また、副甲状腺培養細胞を用いた研究で高グルコース濃度の培養液ではPTH分泌が抑制されたことなどから[4]、高血糖が関与していると考えられています。さらにインスリン作用不足、高血糖により産生が促進される終末糖化産物（AGEs）などが関与している可能性も指摘されています。

骨はかたく、一見生きている組織のようにはみえませんが、活発に代謝が行われており、破骨細胞が古い骨を壊し（骨吸収）、骨芽細胞が新しい骨をつくる（骨形成）代謝がくり返されています。PTHは骨代謝回転を促進する作用がありますが、糖尿病患者ではPTH分泌低下により低回転骨となり、さらに骨のPTH感受性低下も加わって、骨代謝が著しく低下する無形性骨を呈しやすくなります。無形性骨は骨折の原因となる可能性があり、また、血中にカルシウム・リンが過剰となった際に骨による緩衝作用が減弱しているため、血管石灰化が促進される危険があります。

2）骨質劣化による骨粗鬆症

骨の強度は骨密度（骨量）と骨質で決まり、骨密度が70％、骨質が30％の割合で関与しているとされています。骨密度は骨に含まれるカルシウムなどのミネラルの量で、骨質は骨の構造や材質で規定されており、骨粗鬆症は骨密度低下、骨質劣化の両者により骨が脆弱化し、骨折リスクが増大する疾患です。海外における研究では2型糖尿病患者では、大腿骨近位部骨折のリスクは非糖尿病者に比し1.7倍に上昇しており[5]、とくに血糖コントロール不良患者においてはより骨折リスクが高くなっていました[6]。

糖尿病患者の骨粗鬆症の特徴は、骨密度低下の関与は少なく、骨質劣化が大きな要因であることです。糖尿病患者では大腿骨の骨密度は非糖尿病群に比べて上昇しているにもかかわらず、非糖尿病群に比し骨折リスクが高いこ

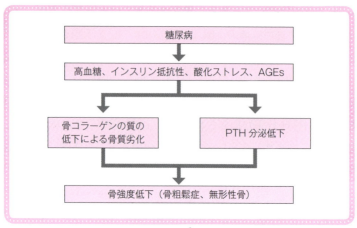

図 ● 糖尿病患者の骨代謝異常

とや[7]、同じ骨密度であった場合は、糖尿病患者のほうが非糖尿病群に比し、骨折リスクが高いことなどが知られています[8]。

　糖尿病患者の骨質劣化の原因として、骨強度の維持に重要な骨コラーゲンの質の低下が大きくかかわっていると考えられています。骨コラーゲンは分子同士がコラーゲン架橋により結合されていますが、このコラーゲン架橋には規則正しく形成されている生理的架橋と、ペントシジンなどのAGEsにより無秩序に形成されているAGEs架橋があります。糖尿病患者では生理的架橋の減少を認め、さらに高血糖に起因する酸化ストレス増大によりAGEs架橋が増加します。その結果、骨のしなやかさが失われ、骨が脆弱化すると考えられています。

糖尿病患者における骨代謝異常の発症過程

　糖尿病患者における骨代謝異常の発症過程は図のようになります。また、糖尿病患者では視力障害、末梢神経障害、末梢動脈疾患などの合併により転倒しやすいことも骨折リスク増大の一因となっています。

引用・参考文献

1) 日本透析医学会. 慢性腎臓病に伴う骨・ミネラル代謝異常の診療ガイドライン. 日本透析医学会雑誌. 45 (4), 2012, 301-56.
2) Inaba, M. et al. Impaired secretion of parathyroid hormone, but not refractoriness of osteoblast, is a major mechanism of low bone turnover in hemodialyzed patients with diabetes mellitus. Am. J. Kidney Dis. 39 (6), 2002, 1261-9.
3) Martinez, I. et al. Is there a lesser hyperparathyroidism in diabetic patients with chronic renal failure？ Nephrol. Dial. Transplant. 13 (Suppl 3), 1998, 9-11.
4) Sugimoto, T. et al. Effects of high concentrations of glucose on PTH secretion in parathyroid cells. Kidney Int. 37 (6), 1990, 1522-7.
5) Janghorbani, M. et al. Systematic review of type 1 and type 2 diabetes mellitus and risk of fracture. Am. J. Epidemiol. 166 (5), 2007, 495-505.
6) Schneider, AL. et al. Diabetes and risk of fracture-related hospitalization: the Atherosclerosis Risk in Communities Study. Diabetes Care. 36 (5), 2013, 1153-8.
7) Vestergaard, P. Discrepancies in bone mineral density and fracture risk in patients with type 1 and type 2 diabetes--a meta-analysis. Osteoporos. Int. 18 (4), 2007, 427-44.
8) Schwartz, AV. et al. Association of BMD and FRAX score with risk of fracture in older adults with type 2 diabetes. JAMA. 305 (21), 2011, 2184-92.

医療法人社団誠進会飯田橋村井医院院長　村井誠三　むらい・せいぞう

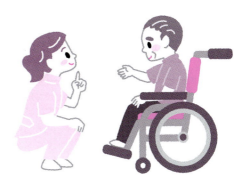

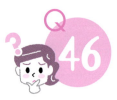

クリアランスギャップ、クリアスペース率って何？

ある物質が腎臓によって血漿から除去される速度のことをクリアランスといいます。ダイアライザでは、尿素などのクリアランス値が記載されていますが、これはあくまでも「理論値」です。実際に測定した「実測値」との差をクリアランスギャップといいます。また、溶質の濃度を体積に換算した値をクリアスペースといい、クリアスペース率とはクリアスペースが総体液量に占める比率を表したものです。

クリアランスギャップとは

　クリアランスとは「ある物質が腎臓によって血漿から除去される速度」のことをいい、単位は mL/min です。血液中の不要なものを体外に排出する能力を意味するため、人工腎臓（＝血液透析）の治療効率も表すことができます[1]。たとえば尿素のクリアランスは「1 分間あたり何 mL の尿素が体から取り除かれたか」という意味になります。血液透析において、限外濾過（除水）の影響がないと仮定した場合、ダイアライザ入口側の血中尿素窒素（BUN）濃度を C_{BI}（mg/dL）、出口側の濃度を C_{BO}（mg/dL）、血流量を Q_B（mL/min）とすると、図1によって尿素クリアランス値（CL）を求めることができます。

　ダイアライザは発売時に性能表が公開されており、大きさや材質によってそれぞれ尿素などのクリアランス値が記載されています。こうした数値を用いて、透析によって除去される尿素クリアランス値を推定することもできま

$$CL = \frac{C_{BI} - C_{BO}}{C_{BI}} \times Q_B$$

C_{BI}：ダイアライザ入口側の BUN 濃度（mg/dL）
C_{BO}：ダイアライザ出口側の BUN 濃度（mg/dL）
Q_B：血流量（mL/min）

図1 ● 尿素クリアランス値の算出

すが、実際に採血するわけではないので理論値です。一方、図1で求めた値はBUNの測定値を用いた実測値です。もし理想的な透析が行われているならば「理論値＝実測値」となるはずです。ところが、実際に両者を比較してみると大なり小なりの差（ギャップ）が出る場合があります。この差のことをクリアランスギャップといいます。適切な透析を行うための指標として1997年に小野らによって提唱されました[2]。

　クリアランスギャップの活用法については、これまで多角的に検討されてきましたが、一般的なものがシャント再循環のスクリーニングです。たとえばシャントなどのバスキュラーアクセスに障害があり、血液の再循環がある場合は、実測値が理論値を上回るので、クリアランスギャップが発生することになります。いずれにせよその意味するところは「見かけ上きちんと透析できているようにみえているが、実際は透析不足である」ということですので、必要があれば透析条件の見直しを行います。

クリアスペースとクリアスペース率

1）クリアスペース

　ある溶質が透析によって実際に除去される量（濃度ではない）に着目することで、溶質の濃度を体積に換算した値をクリアスペースといいます。尿素に限らずあらゆる溶質に応用できる点が特徴です。透析による溶質除去を定量的に評価する目的で、1981年に山下らによって提唱された考え方です[3]。

　クリアスペースの求め方は、まず透析前に採血を行い、求める溶質の血中

[A]
溶質除去量（g）＝廃液中の溶質濃度（g/L）×貯留した廃液総量（L）

[B]
$$クリアスペース（L）＝\frac{溶質除去量（g）}{透析前溶質血中濃度（g/L）}$$

[C]
$$クリアスペース率＝\frac{クリアスペース（L）}{総体液量（L）≒体重×0.6（L）}×100（\%）$$

図2 ● クリアスペースとクリアスペース率の算出式

濃度を測定しておきます。次に透析液の廃液を全量貯留します。この貯留液をよく撹拌した後に採取し、求める溶質の濃度を測定後、図2-A に代入して溶質除去量を求めます。こうして求めた溶質除去量を採血によって得られた血中濃度で除したものがクリアスペースになります。

たとえば尿素を例にとると、廃液から求めた尿素除去量と、透析前の血中尿素窒素値（BUN）を図2-A 式に代入することにより、尿素のクリアスペースを求めることができます。単位はリットルですので、尿素の除去された部分の体積を表します。

2）クリアスペース率

上記のように求めたクリアスペースが、総体液量に占める比率を表したものをクリアスペース率といいます（図3）。クリアスペース率は図2-C の式で求められます。図3 をみれば一目瞭然ですが、浄化された体液の状況を感覚的に理解しやすい利点をもち、クリアランスギャップと同様に治療効率の判定における活用法が検討されています。

しかし、仮に1人の患者が透析液流量500mL/min で4時間の透析を施行したとすると、総廃液量はじつに120L にもなるため、このままでは日常的に用いる指標として現実的ではありません。このため簡易法として廃液の一部を貯留する方法や、BUN などを用いた近似式が提唱されているほか、イン

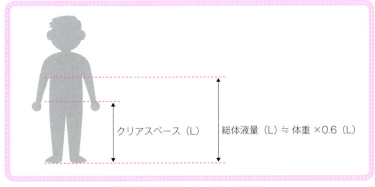

図3 ● クリアスペース率の考え方

ターネット上でさまざまな指標を算出する便利な計算シートが公開されています。

尿素以外のマーカー

ところで、クリアランスギャップやクリアスペース率は、Kt/V や nPCR、TACurea などと同様に小分子量の尿素を主マーカーにした指標です。小分子量マーカーの歴史は古く、まだ物質の除去性能が十分でない再生セルロース膜が主流の時代から、透析の治療効果を判定する重要な指標として多用されており、現在においても十分に有用です。

近年は高性能膜（ハイパフォーマンス・ダイアライザ）の誕生と進歩により β_2 ミクログロブリンが中分子量（11,800）のマーカーとして注目されるようになり、膜の性能評価における重要な指標になりました。現在ではオンライン HDF が普及し、アルブミン漏出が許容されるようになったこともあり、さらに大分子量（30,000）の α_1 ミクログロブリンが重要なマーカーとされ、除去率などが治療効果の判定に有用とされています。このように尿素以外のマーカーにも目を向ける時代が到来しています。

引用・参考文献

1) 透析療法合同専門委員会編. 血液浄化療法ハンドブック. 改訂第2版. 東京, 協同医書出版社, 1998, 147.
2) 小野淳一ほか. Two-compartment urea kinetic model による細胞膜クリアランスの新しい推定法：第3回日本透析医学会コメディカルスタッフ研究助成報告. 日本透析学会雑誌. 31 (8), 1998, 1199-203.
3) 山下明泰ほか. Urea Space の測定による総体液量の定量的評価. 人工臓器. 11 (2), 1982, 444-7.

医療法人平和会吉沢医院　**青木純一**　あおき・じゅんいち

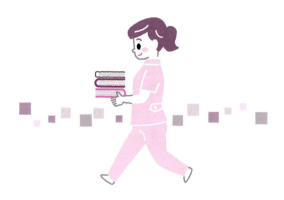

Column 2

透析液ブドウ糖濃度は血糖値に影響するの？

　血液透析、腹膜透析どちらの透析液も血糖に影響します。

　【血液透析】わが国で市販されている透析液のブドウ糖濃度は0、100、125、150mg/dLの4種類で、多くの施設で100～150mg/dLが用いられています。血糖に関する注意点として、1つは、透析開始時の血糖が高いと透析中に急低下する危険があります。透析は朝食や昼食後1～2時間後など血糖がもっとも高くなる時間に開始されることが多く、透析開始後、血液中のブドウ糖が透析液中に拡散するため、血糖値の低下が起こります。もう1つは、透析後に血糖が急上昇する危険があります。透析前血糖値が高い血糖コントロール不良患者では、透析中に血糖が低下しますが、透析後に食事をとると逆に血糖が急上昇し、高血糖になります（透析起因性高血糖）。これは、透析中に血糖が下がったときに体内のインスリン分泌が低下し、グルカゴンなどの血糖上昇ホルモンの分泌が多くなるためといわれています[1]。

　【腹膜透析】腹膜透析液のブドウ糖濃度は1.5、2.5、4.25%の3種類で、透析液内のブドウ糖は一部体内に吸収されます。目安は、1.5%・2Lで60kcal、2.5%・2Lで120kcal、4.25%・2Lで240kcalが体内に入るとされます。インスリン投与時には、食事摂取エネルギーに腹膜透析液からの吸収分を加えたものを総摂取エネルギーとして計算します[2]。さらに非糖尿病でも約4分の1の患者で、導入4週間後の血糖値が上昇した報告もあり[3]、糖尿病、非糖尿病にかかわらず、ブドウ糖含有腹膜透析液の使用で糖代謝異常が出現、増悪することに注意が必要です。

引用・参考文献
1) 日本透析医学会. 血液透析患者の糖尿病治療ガイド2012. 日本透析医学会雑誌. 46(3), 2013, 327-9.
2) 栗山哲. 糖尿病患者の透析療法：透析看護に必要な知識. 月刊ナーシング. 21 (13), 2001, 82-8.
3) Gokal, R. et al. Metabolic and laboratory effects of icodextrin. Kidney Int. Suppl. 62 (81), 2002, 62-71.

JCHO東京山手メディカルセンター腎臓内科部長　吉本宏　よしもと・ひろし

Column 3

透析中に低血糖が起こる可能性はあるの？

　透析中に低血糖が起こる可能性はあります。現在、透析液のブドウ糖濃度は0、100、125、150mg/dLの4種類で、ブドウ糖濃度が0mg/dLのものを使用すると低血糖の発症頻度が増加することが知られています[1]。通常、使用されるものはブドウ糖濃度100mg/dLですが、拡散により透析中の血糖値も100mg/dL前後に落ち着きそうなものですよね？ところが、透析中にもかかわらず、透析患者では低血糖のエピソードが頻繁に認められます。その要因として、①尿毒症による栄養失調、胃の糖尿病性麻痺症状、②腎機能障害によるインスリンの分解能の低下と排泄の遅延、さらに透析による尿毒症改善に伴うインスリン抵抗性の改善、③肝臓に劣らない重要なブドウ産生臓器である腎臓からの糖新生の低下、④透析自体による赤血球内への糖取り込みの亢進[2]などの機序が知られていますが[3]、とくに透析患者で問題となるのは薬剤性の低血糖です。透析患者に使用可能な薬剤のうち、低血糖を起こし得るものは、インスリン製剤、速効型インスリン分泌促進薬（グリニド薬）など[4]です。原則使用禁忌の薬のなかにもごく少量のグリメピリドなどが使用されることも珍しくありませんが、スルホニル尿素（SU）薬で低血糖が生じるとその効果がかなり遷延します。そのほか、種々の低血糖惹起性治療薬（サリチル酸製剤、β遮断薬、サルファ薬、ジソピラミドなど）による医原性低血糖症ともいわれる症例が多数報告されています[4]。

引用・参考文献
1) 日本透析医学会. 血液透析患者の糖尿病治療ガイド2012. 日本透析医学会雑誌. 46(3), 2013, 311-57.
2) Takahashi, A. et al. The mechanism of hypoglycemia caused by hemodialysis. Clin. Nephrol. 62 (5), 2004, 362-8.
3) 竜崎崇和ほか. 腎機能障害患者，透析患者における低血糖症の診断, 対策, 治療. 腎と透析 2015年78巻増刊号. 東京, 東京医学社, 2015, 299-03.
4) 島健二ほか. 糖尿病透析患者の血糖管理. 日本透析医学会雑誌. 42 (1), 2009, 47-57.

医療法人社団松和会十条腎クリニック院長　秋元寛正　あきもと・ひろまさ

第3章
血液ガス分析のギモン

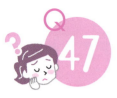

Q47 血液ガス分析で何がわかるの？ 透析患者で血液ガス分析を行うときはどんなとき？

ズバリお答えします！

　血液ガス分析で、体内の酸素分圧（PaO₂）、二酸化炭素分圧（PaCO₂）、酸塩基平衡の状態を表すpHや代謝性因子と呼吸性因子（HCO₃⁻、BEなど）の状態がわかります。ナトリウム（Na）やカリウム（K）、イオン化カルシウム（Ca²⁺）が同時に測定できる場合、その値をみるために検査を行うこともあります。

血液ガス分析とは

　pHとは酸性なのかアルカリ性なのかを表す尺度で、水素イオン濃度の逆対数 pH＝－log[H⁺] で表されています。生体内はpH 7.40±0.05の狭い範囲で弱アルカリ性に維持されています。PaO₂は酸素（O₂）分圧を、PaCO₂は二酸化炭素（CO₂）分圧を表しています。HCO₃⁻は重炭酸イオンで、BE（ベースエクセス）は正常な二酸化炭素分圧（PaCO₂）の血液を正常なpHに戻すために追加、または削減する必要のある酸の理論的な量を表しています。血液ガス分析装置が直接測定しているものは、pH、PaO₂、PaCO₂の3つで、そのほかの項目は計算で算出されます。それぞれの項目の基準値と意義は表のとおりです。

血液ガス分析を行うときはどんなとき？

　透析患者で血液ガス分析を行うのは酸塩基平衡を評価する場合のほか、体内の酸素分圧PaO₂、二酸化炭素分圧PaCO₂、ナトリウム（Na）やカリウ

表 ● 血液ガス分析の基準値と意義

- pH（水素イオン濃度）基準値：7.35〜7.45
  酸塩基平衡の指標となるもの。
  ・高値：アルカレミア（血液がアルカリ性の状態）
  ・低値：アシデミア（血液が酸性の状態）
- PaO_2（酸素分圧）基準値：80〜100Torr
  動脈血の酸素の量で、肺における酸素化能力の指標。SpO_2 は上限が100％だが、PaO_2 は上限がないので注意が必要。
  ・高値となる原因：酸素投与の過剰
  ・低値となる原因：肺胞低換気、換気血流比不均等、拡散障害、シャント
- $PaCO_2$（二酸化炭素分圧）基準値：35〜45Torr
  肺の換気状態を表しており、呼吸状態や酸塩基平衡を評価することができる。
  ・高値となる原因：肺胞低換気
  ・低値となる原因：過換気
- HCO_3^-（重炭酸イオン）基準値：22〜26mEq/L
  腎臓の酸塩基平衡の状態を示している。
  ・高値：アシドーシス（酸性に傾いている状態）
  ・低値：アルカレミア（アルカリ性に傾いている状態）
- BE（ベースエクセス）基準値：−3.3〜2.3mmoL/L
  pCO_2 が正常という前提で「正常な pH 7.40 に戻すために必要な酸の量」という概念の理論値。pCO_2 と pH 両方が正常であれば、BE はゼロ（基準範囲内）となる。
  ・BE がプラス：HCO_3^- 高値、pH 高値の状態
  ・BE がプラス：HCO_3^- 低値、pH 低値の状態
- （参照）BEact（アクチュアル・ベースエクセス）基準値 0±3.0
  患者の実際の酸素飽和度で体温 37℃、pCO_2 40mmHg に仮定して、pH を 7.40 にするために必要な酸/塩基量の理論値。

ム（K）、イオン化カルシウム（Ca^{2+}）を測定する場合です。

1）酸塩基平衡とは

　酸塩基平衡の「酸」とは「H^+ を放出したもの」、「塩基」とは「H^+ を受けとるもの」であるとされています（Brønsted の定義）。pH が異常になると、たとえば細胞内のエネルギー代謝に重要な役割を果たす酵素活性が低下して、代謝がうまくはたらかなくなるため、生命維持に重要な機能が低下してしまいます。その pH 調整に大きな役割を果たしているのが「腎臓」と「肺」で、「炭酸－重炭酸緩衝系（$H_2CO_3 \leftrightarrows H^+ + HCO_3^- \leftrightarrows CO_2 + H_2O$）」と呼ばれる調整系で調整されています[1]。

2）肺のはたらき

　肺では、酸素（O_2）を取り入れていますが、細胞で消費された O_2 は二酸化炭素（CO_2）となり、血液中で弱酸である炭酸（H_2CO_3）となるため、pH は酸性に傾きます。この炭酸は1日に約500g発生し[2]、肺から CO_2 として体外に排泄して pH を調整しています。

3）腎臓のはたらき

　腎臓では、有機酸の排泄と重炭酸イオン（HCO_3^-）の再吸収によって pH を調整しています。有機酸とは気体ではなく液体で排出される酸性物質で、蛋白代謝で産生されるリン酸や食物に含まれる酸のほか、糖質代謝で産生される乳酸やピルビン酸、ケト酸などや、脂質代謝で産生されるケトン体（アセト酢酸、β-ヒドロキシ酪酸など）があります。この有機酸は腎臓から尿に H^+ として分泌、排泄され、酸を中和する HCO_3^- を再吸収することで調整しています。

4）透析患者における酸塩基平衡

　透析患者では酸塩基平衡の腎臓で行われる部分が損なわれるため、重炭酸イオン（HCO_3^-）が低下します（代謝性アシドーシス）。すると生体では pH を調整しようと、肺から CO_2 をより多く体外に排泄するため、$PaCO_2$ が低下します（呼吸性代償）。この代謝性アシドーシスの状態を把握するために、血液ガス分析を行います。また、透析中に補充された重炭酸イオン（HCO_3^-）によって代謝性アシドーシスが補正されたかどうかを評価するため、透析後に血液ガス分析を行います。

　ナトリウム（Na）やカリウム（K）、イオン化カルシウム（Ca^{2+}）が同時に測定できる場合、透析中や透析前後で検査することがあります。一方、酸素分圧 PaO_2、二酸化炭素分圧 $PaCO_2$ を検査する目的で検査することもありますが、シャント血や静脈血で検査する場合は、その解釈には注意が必要です[3〜5]。

引用・参考文献

1) 飯野靖彦．酸塩基平衡．日本腎臓学会誌．43（8），2001，621-30．
2) 越川昭三．酸－塩基平衡の知識．東京，中外医学社，1968，282p．
3) Bloom, BM. et al. The role of venous blood gas in the emergency department : a systematic review and meta-analysis. Eur. J. Emerg. Med. 21（2），2014, 81-8.
4) Byrne, AL. et al. Peripheral venous and arterial blood gas analysis in adults : are they comparable? A systematic review and meta-analysis. Respirology. 19（2），2014, 168-75.
5) Kelly, AM. et al. Validation of venous pCO_2 to screen for arterial hypercarbia in patients with chronic obstructive airways disease. J. Emerg. Med. 28（4），2005, 377-9.

医療法人社団松和会望星新宿南口クリニック院長　高橋俊雅　たかはし・としまさ

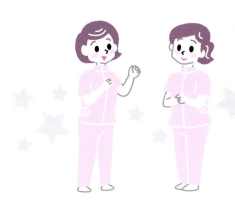

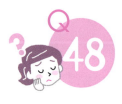

Q48 透析患者が静脈血で血液ガス分析を行うことがあるのはなぜ？ 基準値は異なるの？

ズバリお答えします！

　血液ガス分析は一般的に動脈血で行われますが、動脈は静脈より深い位置にあるため、採血がむずかしいだけでなく、患者の疼痛や不安を伴います。酸塩基平衡を評価する目的であれば、静脈血サンプルでも判断が可能です。

動脈血ガス分析と静脈血ガス分析の誤差

　動脈血と静脈血のサンプル間でのpHやPaCO₂、HCO₃⁻の相関関係は0.9以上[1]と報告されています。透析患者はシャントから採血できるため、動脈よりも採血が比較的容易ですし、検査値も純粋な静脈血よりも誤差が少ない可能性はあります。

　静脈血で検査した血液ガス分析の明確な基準値はありませんが、動脈血ガス分析に比べて静脈血ガス分析の誤差は、表のようにいわれています[2〜6]。

表 ● 動脈血ガス分析と比較した静脈血ガス分析の誤差 （文献2〜6を参考に作成）

- pH：静脈血pHは動脈血より0.03低い[2,3]。
- PaO₂：静脈血PaO₂は動脈血より36.9mmHg低いが、値幅が広すぎるため互換性はむずかしい[3]。
- PaCO₂：静脈血PaCO₂は動脈血より4.15〜4.41mmHg高い[2,3]が誤差は大きい[3]。ただし静脈血PaCO₂が45mmHg以下であれば、動脈血PaCO₂は50mmHg以上ではない[4]。
- HCO₃⁻：静脈血HCO₃⁻は動脈血より1.03〜1.41mmol/L高い[2,5,6]。

誤差を想定した評価

　静脈血で血液ガス分析を行った場合は、pH をマイナス 0.03、$PaCO_2$ はプラス 4 〜 5mmHg、HCO_3^- はプラス 1.0 〜 1.4mmol/L 程度を想定して検査値をみるとよいでしょう。しかし、PaO_2 は誤差が大きすぎるので静脈血では参考にできません。

引用・参考文献

1) Treger, R. et al. Agreement between central venous and arterial blood gas measurements in the intensive care unit. Clin. J. Am. Soc. Nephrol. 5 (3), 2010, 390-4.
2) Bloom, BM. et al. The role of venous blood gas in the emergency department : a systematic review and meta-analysis. Eur. J. Emerg. Med. 21 (2), 2014, 81-8.
3) Byrne, AL. et al. Peripheral venous and arterial blood gas analysis in adults : are they comparable? A systematic review and meta-analysis. Respirology. 19 (2), 2014, 168-75.
4) Kelly, AM. et al. Validation of venous pCO2 to screen for arterial hypercarbia in patients with chronic obstructive airways disease. J. Emerg. Med. 28 (4), 2005, 377-9.
5) Kelly, AM. Review article : Can venous blood gas analysis replace arterial in emergency medical care. Emerg. Med. Australas. 22 (6), 2010, 493-8.
6) Lim, BL. et al. A meta-analysis on the utility of peripheral venous blood gas analyses in exacerbations of chronic obstructive pulmonary disease in the emergency department. Eur. J. Emerg. Med. 17 (5), 2010, 246-8.

医療法人社団松和会望星新宿南口クリニック院長　高橋俊雅　たかはし・としまさ

Q49 透析用留置カテーテルから直接とった血液で血液ガス分析を行っていいの？

ズバリお答えします！

呼吸に関係する酸素（O_2）および二酸化炭素（CO_2）の量は、透析用留置カテーテルから直接とった血液で血液ガス分析を行うことはできません。pHや重炭酸イオン（HCO_3^-）濃度であれば使用しても大丈夫です。

透析時に使用するカテーテルの脱血側と返血側

　通常の透析時に使用するカテーテルは図1のようなダブルルーメンカテーテルです。赤と青がありますが、赤は脱血側（血液を体から取り出す）、青は返血側（血液を体に返す）を意味しています。慣例で赤を動脈側、青を静脈側と呼ぶため、赤側からとった血液を動脈血だと勘違いするかもしれませんが、カテーテルはすべて静脈に入っています。図2をみてわかるようにカテーテル先端は静脈側で、手前が動脈側になっています。手前から血液を取り出して、透析膜を通過してきれいになった血液をその先に出せば、きれいになった血液を再び透析にかけるというむだが省けます。

　ときどき、手前（動脈側）から血液の取り出しができなくなり（これを「へばりつき現象」といいます。掃除機で布を吸ってしまったときと同じで、静脈壁がカテーテルにへばりついてしまった状態です）、青側を脱血側とし、赤側を返血側にすることがあります。これを逆接（通常とは逆に接続するという意味）といいます。逆接するときれいになった血液の一部を再度透析することになり、透析の効率が落ちます（再循環）。シャントでの透析の場合も再循環が起こることがあります。これは同じ静脈で心臓に近いほうから脱血し

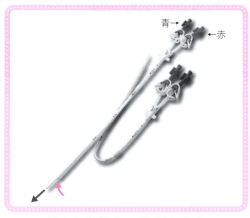

図1 ● ダブルルーメンカテーテル
（写真提供：ニプロ株式会社）

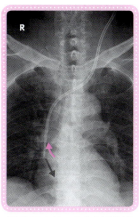

図2 ● カテーテル先端位置

て遠いほうに返血をしたり、返血する静脈の先が詰まったりしている場合に起こります。

静脈血ガスと動脈血ガス

　さて血液ガス分析はどのように行うのでしょうか？ 通常は動脈血を用いて血液中に含まれる酸素（O_2）や二酸化炭素（CO_2）の量、あるいは重炭酸イオン（HCO_3^-）濃度やpHを測定します。われわれは肺からO_2を取り込み、動脈から体の隅々の細胞にO_2を送り込んで使っています。細胞で使われたO_2はCO_2となって静脈に送られ、肺から排出されます。たとえば呼吸器疾患があってO_2の取り込みが悪く、CO_2の排泄が悪いのを判断するのに静脈血を使用すると、正常であっても異常と判断されてしまうことになります。私たちの体にO_2が足りている、足りていないということを判断したり、CO_2がたまっている、たまっていないということを判断したりするには、動脈血でないとわからないのです。

　しかし、互換式によって静脈血ガスを動脈血ガスに換算することができ、代用品としてガス分析を行うことが今でも広く用いられています。なぜかと

いうと、動脈血を採取するのがむずかしいからです。この代用ガス分析は正しいと信じられていたのですが、2014年に血液ガス分析を行うにあたり、静脈血から得られた値で換算した動脈血ガス分析はどのくらい信頼できるかというメタ解析が2つ報告されました[1,2]。それによると実測値としては、動脈血 O_2（PaO_2）は静脈血 O_2（PvO_2）よりも36.9mmHg高く、動脈血 CO_2（$PaCO_2$）は静脈血 CO_2（$PvCO_2$）よりも4.41mmHg低いそうです。O_2に関しては、PvO_2をPaO_2に変換して呼吸状態を把握しようとすること自体がそもそも無理で（細胞でどのくらいO_2が使われるのか〈細胞呼吸〉でPvO_2は変わってくるので、PvO_2からPaO_2に変換して肺呼吸の指標にすることができない）、CO_2に関しては、$PvCO_2$が45mmHg以下であれば$PaCO_2$は50mmHg以下と推定され、基準値以内であるという確認には使えますが、互換はおおざっぱすぎて有用ではないと報告されました（互換式は「静脈血 CO_2 − 5」です）。

　一方、血液ガス分析はHCO_3^-濃度やpHも測定できます。報告によるとHCO_3^-濃度に関しては動脈血では静脈血より1.03mmol/L低く、pHに関しては動脈血では静脈血よりも0.03高いそうです。

　結論として静脈血ガスと動脈血ガスのHCO_3^-、pHの差はあまりないので、これらに対して互換式を使用して推定しても有用ですと報告されました（互換式は、動脈血 HCO_3^- の場合「静脈血 HCO_3^- − 2」で、動脈血pHの場合「静脈血 pH + 0.05」です）。よって血液ガス分析を施行する場合、透析用留置カテーテルから直接とった血液（静脈血）で呼吸状態を把握するために使用することはできず、pHやHCO_3^-濃度であれば使用しても大丈夫ということになります。

シャント血は血液ガス分析に使用できる？

　このほか、最近の血液ガス分析装置ではナトリウムイオン（Na^+）、カリウムイオン（K^+）、カルシウムイオン（Ca^{2+}）、乳酸値、血糖値、ヘモグロビン、ヘマトクリットも測定できます。乳酸値以外は静脈血と動脈血では値が

ほとんど変わらないので、透析用留置カテーテルから直接とった血液でも使用できます。急いでこれらの値を知りたい場合には数分でわかるので非常に便利です。

　では、シャント血だったらどうでしょうか？ シャントの場合、静脈を穿刺していますが、脱血側であれば流れているのは動脈血です。この場合、呼吸状態の大まかな把握にシャント血を使用することができます。

引用・参考文献

1) Bloom, BM. et al. The role of venous blood gas in the emergency department : a systematic review and meta-analysis. Eur. J. Emerg. Med. 21 (2), 2014, 81-8.
2) Byrne, AL. et al. Peripheral venous and arterial blood gas analysis in adults : are they comparable? A systematic review and meta-analysis. Respirology. 19 (2), 2014, 168-75.

日本赤十字社さいたま赤十字病院腎臓内科副部長　佐藤順一　さとう・じゅんいち

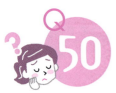

Q50 血液中の重炭酸イオンは透析とどのような関係があるの？

ズバリお答えします！

透析液には重炭酸イオン（HCO_3^-）が含まれており、透析によって血液のなかにHCO_3^-が供給されます。透析前と透析後で血清HCO_3^-濃度を測定すると、透析後では限りなく透析液のHCO_3^-濃度に近づいていることがわかります。

緩衝系とは

　われわれは体内に酸素（O_2）を取り込んで、有機物を分解してエネルギーをつくり出し、その結果、廃棄物として二酸化炭素（CO_2）や有機酸などの酸を生み出しています。前者は呼吸から、後者は腎臓からおもに排泄され、つねに細胞外のpHを7.4前後に保たせています。細胞内では酸が生み出されるためにそれよりも低く、だいたいpHが7.0くらいの酸性側に傾いています。細胞内外でのpHが違うことで細胞内の水素イオン（H^+）は細胞外へ排泄されやすいようになっています。細胞外に出たH^+はただちに血管内に取り込まれますが、血管内はH^+が排泄されるまで酸性になるので困ったことになります。そのため、このH^+はただちに血管内の炭酸－重炭酸緩衝系に取り込まれ、細胞外のpHを7.4に保つことが可能となるのです。

　緩衝系と何やらむずかしい単語が出てきましたが、みなさんご存じですか？　辞書で緩衝とは何かを調べると、緩衝溶液のところに「外部から酸や塩基を加えても、そのpH値が大きく変化しない性質をもつ溶液」とあります。また「弱酸とその塩、弱塩基とその塩との混合溶液」とも書いてあります。では、そもそも弱酸、弱塩基とは何でしょうか？

弱酸、弱塩基がありますので、当然、強酸、強塩基もあります。H^+をくっつける性質が強いのが弱酸です。水酸基（OH^-）をくっつける性質が強いのが弱塩基です。H^+を離す性質が強いのが強酸です。OH^-を離す性質が強いのが強塩基です。弱いのにH^+をくっつける作用が強いのでややこしいのですが、細胞外に放たれたH^+は、ただちにこの緩衝系の弱酸である重炭酸に取り込まれてしまうので、pHを7.4に保つのを助けてくれます。

透析患者の体は酸性？

ところが、「腎臓が悪くなる＝酸の排泄ができなくなる」ということですから、緩衝系の重炭酸が消費されて、体が酸性に傾いてしまいます。酸性に傾くと、体はだるくなり、骨も溶けてしまいます。ですから、透析によってもとの状態に戻す必要があります。透析液のpHはだいたい7.4になっていますが、重炭酸イオン（HCO_3^-）濃度は25mEq/L、27.5mEq/L、30mEq/L、35mEq/Lなどの種類があります（mEq/Lはイオン濃度の単位で、物質のモル濃度［mmol/L］×イオンの価数です）。

酸性を是正するには重炭酸の濃度は高いほうがよいのですが、逆にアルカリ性に傾きすぎると血管などにカルシウムが沈着する異所性石灰化が起こるおそれがあります。自施設の透析液のHCO_3^-濃度がいくつなのかは、知っておきましょう。透析液にアルカリ化剤として重炭酸を使用することは、当初はできませんでした。なぜなら、カルシウムやマグネシウムが透析液中にあると、沈殿をつくってしまうからです（鍾乳洞やサンゴは炭酸カルシウムでできていますね）。このため、透析液のアルカリ化剤は当初、酢酸を使っていました。酢酸透析液では、カルシウムやマグネシウムと沈殿をつくらないため1剤化することができ、大量に透析液を供給することが可能となりました。また、酢酸は殺菌作用があり、肝臓で代謝されて重炭酸に変換されるので、重炭酸を使用したことと同じになります。

透析液と重炭酸イオン

　ところが酢酸不耐症といって、酢酸が体内に入ると血圧が下がってしまったり（末梢血管拡張作用）、心臓へ影響したり（心機能抑制作用）することがわかってきました。そこで、重炭酸ナトリウム原液（B液）と重炭酸を含まない濃縮液（A液）が開発され、これらを直前に混ぜることで重炭酸透析液をつくることに成功しました。こうして重炭酸透析液が主流となりました。酢酸はまったく入っていないわけではなく、沈殿をつくらせないために微量の氷酢酸を入れることで透析液を酸性にして、この問題を解決しています。

　しかし、少量でも不耐症はあり、現在では酢酸が本当に入っていない無酢酸透析液が開発され、使用されています。氷酢酸をクエン酸に替えています（クエン酸は重炭酸より沈殿ができにくいのです）。

　こうして血液が透析液に接することで、血液のなかに HCO_3^- が供給されます。ですから、透析前と透析後で血清 HCO_3^- 濃度を測定すると、透析後では限りなく透析液の HCO_3^- 濃度に近づいていることがわかります。

日本赤十字社さいたま赤十字病院腎臓内科副部長　佐藤順一　さとう・じゅんいち

Column 4

透析中に不整脈が出現したらどう対応するの？

　患者の状態を観察して12誘導心電図をとり、医師に判断を委ねましょう。

　心拍数が40〜50/min以下（徐脈）になると心不全を呈し、血圧が低下することがあります。循環動態を安定させるため除水を中止、アトロピン硫酸塩水和物（硫酸アトロピン、0.5mg）0.5〜1Aを緩徐に静注、100〜300mLの生理食塩液補液、50％ブドウ糖液20mL静注、酸素吸入2〜4L/minなどを行います。血清カルシウム、カリウムの異常が原因となることがあるために、可能であれば測定または測定のための検体を採取します。徐脈改善が不十分な場合にはアミノフィリン水和物、イソプレナリン塩酸塩静注を行う場合もあります。

　頻脈性不整脈でいちばん多いのは発作性心房細動です。血圧低下、気分（胸部）不快、心拍数の変動などで発見されます。除水をストップして心電図モニターを装着します。心拍数が100/min以上の場合には、通常、ベラパミル塩酸塩（5mg）1Aを数回に分けてゆっくりと静脈注射します。

　発作性上室性頻拍では、症状にもよりますが、発作性心房細動に準じて対応します。

　心室頻拍では、血行動態が安定していれば除水を中止し、Q_Bを通常の半分程度として経過を観察しますが、改善しない場合にはリドカイン50〜100mg、アミオダロン塩酸塩125m、ニフェカラント塩酸塩0.3mg/kgのいずれかを緩徐に静脈注射します。そして、カルシウム、カリウム、血算、血液ガス、血糖などを至急で測定し、必要な電解算補正、O_2投与を行います。それでも抗不整脈薬の持続点滴が必要な場合には透析を中止します。意識障害のある場合、血行動態が不安定な場合には透析を中止し、救急施設への搬送の準備と同時に電気的除細動を行います。

医療法人社団布川会笹塚・代田橋透析クリニック院長　布川朝雄　ぬのかわ・ともお

memo

Index 索引

欧文・記号

ABI	73
ALT	140
AST	140
BMI	25
CART	53
CKD-MBD	112
CRP	145
CTR	45, 48, 56, 67
HbA1c	163
IDWG	21
Kt/V	13, 147
MRI 造影剤	70
nPCR	154
plasma refilling	29
PTH	166
PWI	29
TAC-BUN	101
TSAT	132
β_2 ミクログロブリン	14, 152
％CGR	154

あ

亜鉛	127
―欠乏症	127
アルブミン	91
オルニチンサイクル	85

か

下大静脈径	67
活性化部分トロンボプラスチン時間	157
家庭血圧	33
ガドリニウム造影剤	70
カリウム	109
カルシウム	112
肝機能	139
緩衝系	188
感染症	89
クリアスペース（率）	171
クリアランスギャップ	170
グリコアルブミン	163
グルコース	16
クレアチニン	95
―・クリアランス	96
血圧	31, 35, 42
―上昇	37
血液ガス分析	178
血液凝固因子	157
血液濃縮率	29
血清ナトリウム濃度	118
血中尿素窒素	98

血糖（値）……………………… 163, 175
高血圧 ………………………………… 32
高血糖 ……………………………… 164
高蛋白血症 ………………………… 92
高ナトリウム血症 ………………… 122
高マグネシウム血症 ……………… 126
高リン血症 ………………………… 106
骨粗鬆症 …………………………… 167
骨代謝異常 ………………………… 168

さ

採血 ………………………………… 80
酸塩基平衡 ………………………… 179
脂質 ………………………………… 136
　―異常症 ………………………… 138
シャント血 ………………………… 186
重炭酸イオン ……………………… 188
静脈血 ……………………………… 182
食塩摂取量 ………………………… 23
除水（量）……………………… 14, 40
自律神経機能障害 ………………… 41
心エコー（検査）………………… 65
心胸比 ………………… 45, 48, 56, 67
腎性貧血 …………………………… 10
心臓超音波（検査）……………… 65
心電図 ……………………………… 60
心不全 ……………………………… 65
推定糸球体濾過量 ………………… 96

造影剤 ………………………………… 68
総蛋白（質）………………………… 91

た

体重
　―増加 …………………………… 21
　―測定 ……………………… 16, 19
炭酸ガス造影 ……………………… 71
超音波造影剤 ……………………… 70
低血糖 …………………………… 164, 176
低蛋白血症 ………………………… 93
低ナトリウム血症 …………… 119, 122
低マグネシウム血症 ……………… 127
鉄
　―サイクル ……………………… 133
　―補充療法 ……………………… 134
透析条件 …………………………… 12
透析低血圧 ………………………… 38
糖尿病（患者）……………… 161, 163
ドライウエイト … 16, 21, 29, 38, 42, 46, 48, 52, 54, 144
トランスアミナーゼ ……………… 139
トランスフェリン飽和度 ………… 132

な

内視鏡検査 ………………………… 78
ナトリウム …………………… 117, 122
尿素サイクル ……………………… 85

脳性ナトリウム利尿ペプチド ………… 142

は

ヒト心房性ナトリウム利尿ペプチド
　………………………………… 142
肥満　　　　　　　　　　　　 27
標準化透析量 ……………………… 147
風袋 ………………………………… 19
フェリチン ………………………… 132
副甲状腺ホルモン ………………… 166
腹水 ………………………………… 52
　―濾過濃縮再静注法 …………… 53
腹膜透析 …………………………… 86
不整脈 ……………………………… 191
プラズマ・リフィリング ……… 29, 35
フルオレセイン造影剤 …………… 70
プロトロンビン時間 ……………… 157

ヘマトクリット …………………… 129
ヘモグロビン ……………………… 129
弁膜症 ……………………………… 66
補正カルシウム値 ………………… 114

ま

マグネシウム ……………………… 126
慢性腎臓病に伴う骨・ミネラル代謝異常
　………………………………… 112
目標体重 …………………………… 38

や

溶質除去 …………………………… 83
ヨード造影剤 ……………………… 68

ら

リン …………………………… 105, 112

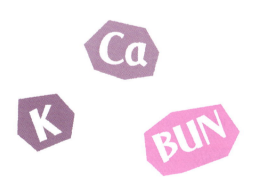

編集・執筆者一覧

編集

菅野義彦	かんの・よしひこ	東京医科大学腎臓内科学分野主任教授／東京医科大学病院副院長

執筆者（50音順）

青木純一　あおき・じゅんいち　医療法人平和会吉沢医院　第2章 Q26・Q46

青柳竜治　あおやぎ・りゅうじ　医療法人立川メディカルセンター立川綜合病院腎臓内科主任医長　第1章 Q17・Q18

秋元寛正　あきもと・ひろまさ　医療法人社団松和会十条腎クリニック院長　第1章 Q4／Column ❸

石川匡洋　いしかわ・まさひろ　川口市立医療センター腎臓内科部長　第2章 Q21・Q23

内村英輝　うちむら・ひでき　医療法人五星会菊名記念クリニック院長　第2章 Q19・Q20・Q25

遠藤慶太　えんどう・けいた　公益社団法人地域医療振興協会東京ベイ・浦安市川医療センター腎臓・内分泌・糖尿病内科　第2章 Q31

小川一　おがわ・はじめ　医療法人聡明会児玉病院血液浄化センター副センター長／臨床工学課長　第2章 Q39

加藤仁　かとう・ひとし　医療法人博友会友愛クリニック　第1章 Q14・Q15

河野李沙　かわの・りさ　医療法人聡明会児玉病院血液浄化センター臨床工学課臨床工学技士　第2章 Q39

小池鈴華　こいけ・すずか　医療法人社団永進会聖蹟桜ヶ丘じんクリニック院長　第2章 Q40・Q42

後藤博道　ごとう・ひろみち　医療法人埼友会埼友草加病院理事長　第2章 Q22・Q24

齊藤博紀　さいとう・ひろき　医療法人社団大坪会東都文京病院内科部長／副院長　第1章 Q5・Q11・Q12・Q13

坂井正弘　さかい・まさひろ　公益社団法人地域医療振興協会東京ベイ・浦安市川医療センター腎臓・内分泌・糖尿病内科　第2章 Q30

佐藤順一　さとう・じゅんいち　日本赤十字社さいたま赤十字病院腎臓内科副部長　第3章 Q49・Q50

鈴木利彦	すずき・としひこ	公益社団法人地域医療振興協会東京ベイ・浦安市川医療センター腎臓・内分泌・糖尿病内科部長 第2章 Q30・Q31・Q32
関口嘉	せきぐち・よしみ	医療法人社団優腎会優人上石神井クリニック院長 第2章 Q41
髙野秀樹	たかの・ひでき	東京逓信病院腎臓内科主任医長　第1章 Q7・Q8
髙野真理	たかの・まり	医療法人社団永康会新宿西口腎クリニック院長 第1章 Q6／第2章 Q33・Q34
高橋俊雅	たかはし・としまさ	医療法人社団松和会望星新宿南口クリニック院長 第3章 Q47・Q48
田中好子	たなか・よしこ	医療法人社団石川記念会新宿石川クリニック院長 第2章 Q35・Q36
布川朝雄	ぬのかわ・ともお	医療法人社団布川会笹塚・代田橋透析クリニック院長 第1章 Q16／第2章 Q37／Column ❹
本間志功	ほんま・しこう	東京逓信病院腎臓内科　第1章 Q9・Q10
松村実美子	まつむら・みみこ	東京逓信病院腎臓内科　第1章 Q9・Q10
丸野紗也子	まるの・さやこ	東京逓信病院腎臓内科　第1章 Q7・Q8
三舩瑞夫	みふね・みずお	社会福祉法人仁生社江戸川メディケア病院院長 第2章 Q27・Q28・Q43・Q44
村井誠三	むらい・せいぞう	医療法人社団誠進会飯田橋村井医院院長 第2章 Q29・Q45
山田幸太	やまだ・こうた	医療法人虹嶺会士浦ベリルクリニック院長　Column ❶
吉澤守	よしざわ・まもる	医療法人平和会吉沢医院理事長 第2章 Q38
吉野かえで	よしの・かえで	公益社団法人地域医療振興協会東京ベイ・浦安市川医療センター腎臓・内分泌・糖尿病内科医長　第2章 Q32
吉本宏	よしもと・ひろし	JCHO東京山手メディカルセンター腎臓内科部長 第1章 Q1・Q2・Q3／Column ❷

編者紹介

菅野義彦 (かんの・よしひこ)

東京医科大学　腎臓内科学分野　主任教授
東京医科大学病院　副院長

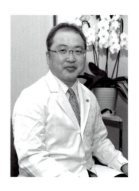

[学歴]
1991年 3月　慶應義塾大学医学部卒業
1995年 3月　慶應義塾大学大学院所定単位取得中途退学

[職歴]
1995年 4月　慶應義塾大学医学部　助手（内科学）
1996年 1月　George Washington University Medical Center　訪問研究員
1997年 1月　National Institute of Health　訪問研究員
1998年 4月　埼玉社会保険病院腎センター　医員
1999年 4月　埼玉医科大学腎臓内科　助手（2003年同専任講師）
2010年 2月　慶應義塾大学医学部血液浄化・透析センター　専任講師（2011年同准教授）
2013年 4月　東京医科大学腎臓内科学分野　主任教授
現在に至る

[学会における活動等]
日本内科学会評議員、学会ありかた委員
日本腎臓学会幹事、評議員、腎臓病療養指導士創設委員会副委員長
日本透析医学会評議員、学術委員、栄養問題検討WG長など
日本高血圧学会評議員、ガイドライン2019作成委員
日本臨床栄養学会副理事長、学会誌編集委員など
日本病態栄養学会理事
東京都透析医会副会長

[免許・資格]
日本内科学会総合内科専門医、指導医
日本腎臓学会認定専門医、指導医
日本透析医学会専門医、指導医
日本高血圧学会専門医、指導医
日本感染症学会専門医、指導医
日本老年医学会専門医
日本医学教育学会医学教育専門家

透析ケアの素朴なギモンを解決BOOK①
透析ナースの？がわかる！
検査値Q&A50

2019年7月15日発行 第1版第1刷

編集	菅野 義彦
発行者	長谷川 素美
発行所	株式会社メディカ出版
	〒532-8588
	大阪市淀川区宮原3-4-30
	ニッセイ新大阪ビル16F
	https://www.medica.co.jp/
編集担当	西川雅子／白石あゆみ
編集協力	岡田祐子
装　幀	藤田修三
イラスト	中村恵子
組　版	稲田みゆき
印刷・製本	株式会社廣済堂

© Yoshihiko KANNO, 2019

本書の複製権・翻訳権・翻案権・上映権・譲渡権・公衆送信権（送信可能化権を含む）は、(株)メディカ出版が保有します。

ISBN978-4-8404-6892-3　　Printed and bound in Japan

当社出版物に関する各種お問い合わせ先（受付時間：平日9：00〜17：00）
●編集内容については、編集局 06-6398-5048
●ご注文・不具合（乱丁・落丁）については、お客様センター 0120-276-591
●付属のCD-ROM、DVD、ダウンロードの動作不具合などについては、デジタル助っ人サービス 0120-276-592